2023 年

国家医疗服务与质量安全报告
——疼痛专业分册

国家疼痛专业医疗质量控制中心　编

U0359991

清華大学出版社
北 京

版权所有，侵权必究。举报：010-62782989，beiqinquan@tup.tsinghua.edu.cn。

图书在版编目（CIP）数据

2023 年国家医疗服务与质量安全报告 . 疼痛专业分册 /
国家疼痛专业医疗质量控制中心编 . -- 北京 : 清华大学
出版社, 2024.9. -- ISBN 978-7-302-67333-0

Ⅰ . R197.1；R441.1

中国国家版本馆 CIP 数据核字第 20244N9F40 号

责任编辑：肖　军
封面设计：吴　晋
责任校对：李建庄
责任印制：宋　林

出版发行：清华大学出版社
　　　　网　　址：https://www.tup.com.cn, https://www.wqxuetang.com
　　　　地　　址：北京清华大学学研大厦A座　　　邮　　编：100084
　　　　社 总 机：010-83470000　　　　　　　　邮　　购：010-62786544
　　　　投稿与读者服务：010-62776969, c-service@tup.tsinghua.edu.cn
　　　　质量反馈：010-62772015, zhiliang@tup.tsinghua.edu.cn
印 装 者：小森印刷（北京）有限公司
经　　销：全国新华书店
开　　本：210mm×285mm　　印　张：4　　字　数：56千字
版　　次：2024年9月第1版　　　　　印　次：2024年9月第1次印刷
定　　价：98.00元

产品编号：106165-01

编写委员会

顾　问

韩济生

主任委员

樊碧发

副主任委员

张达颖　熊东林

委　员

万　丽　　王　昆　　王云霞　　王亚平
王德全　　邓忠良　　冯　艺　　朱　谦
刘金锋　　刘　慧　　李荣春　　吴大胜
宋　涛　　林　建　　段宝霖　　夏令杰
黄佑庆　　崔　勇　　蒋宗滨　　傅志俭
薛朝霞

前　言

　　2022年是中国共产党成立101周年，也是"十四五"规划承上启下的关键一年。历经了近三年的新型冠状病毒肺炎以其防控的考验，以习近平同志为核心的党中央把发展卫生健康事业纳入"五位一体"总体布局和"四个全面"战略布局之中去谋划，作出建设健康中国的重大决策部署，为实现"十四五"提供了有力的保障。

　　"十四五"规划和2035年远景目标纲要，是我国在全面建成小康社会、实现第一个百年奋斗目标之后，乘势而上开启全面建设社会主义现代化国家新征程、向第二个百年奋斗目标进军的第一个五年。在这个过程中，党中央强调了全面推进健康中国建设，深化医药卫生体制改革，推动公立医院高质量发展。国家卫生健康委始终按照党中央、国务院的决策部署，坚决贯彻落实党的卫生健康方针，以全面推进健康中国建设为引领，以提高卫生健康供给质量和服务水平为核心，以临床专科能力建设为抓手，促进公立医院高质量发展，优化医疗资源布局，构建优质高效的医疗卫生服务体系，不断提升医疗服务能力与水平，为人民群众的健康提供坚实保障。

　　疼痛学科作为一个新兴的医学专科，其重要性逐渐得到广泛认知，随着人口老龄化、慢性疾病发病率上升以及医疗技术的不断进步，人们对疼痛治疗的需求不断增加。为了更好地满足患者的需求，提升全民健康素养，促进健康中国建设，国家卫生健康委组织制定了《"十四五"国家临床专科能力建设规划》。国家疼痛质量控制中心于2020年推出中国疼痛战略，从战略规划、蓝皮书、防治基层行等方面发动各界力量，不断促进疼痛诊疗水平的提升，扩大疼痛医疗服务的可及性，推动我国疼痛诊疗服务的规范化、标准化、同质化。为贯彻落实《国务院办公厅关于推动公立医院高质量发展的意见》（国办发〔2021〕18号）精神，加强医院疼痛管理，国家卫生健康委、国家中医药局决定2022—2025年在全国开展疼痛综合管理试点工作，以点带面，逐步推广疼痛综合管理，建立健全医院疼痛综合管理制度，规范疼痛综合管理流程，提升疼痛诊疗能力和相关技术水平。

　　为客观反映我国疼痛医疗服务与质量安全基本情况，我们编写《2023年国家医疗服务质量与安全报告：疼痛专业分册》（以下简称为《报告》）。本报告的撰写具有极其重要的现实意义和紧迫性，以具有良好代表性的全国医院质量监测与医疗质量控制数据为基础，采用多中心、系统评估的方法，对我国医疗机构疼痛科室的医疗服务与质量安全情况进行分析，涵盖医疗服务资源与服务量总体情况，机构、病种、技术等不同维度医疗质量管理与控制情况，全面展现了当前我国疼痛科医疗服务和质量安全的形势与现状，对于进一步促进疼痛学科医疗质量、精细化管理水平、诊疗流程规范化和标准化提供了坚实的数据基础和循证依据。

　　在《报告》数据填报过程中，得到了各级卫生健康行政部门、疼痛专业质控中心和各级医疗机构的的大力支持和积极配合。《报告》编写工作得到了国家卫生健康委医院管理研究所、疼痛专业国家质控中心以及诸多专家的大力支持。在此，向积极报送疼痛科医疗质量数据的医疗机构和参与《报告》数据分析、撰写、审校、编辑工作的各位专家、学者和全体工作人员表示衷心感谢！由于编者水平有限，加之时间紧张，偏颇之处在所难免，书中不足和错误之处敬请广大读者批评、指正！

国家疼痛专业医疗质量控制中心

编 者 说 明

医疗质量安全管理是医疗卫生事业管理的重要组成部分。为更好地帮助各级卫生健康行政部门和各级各类医疗机构全面了解我国疼痛医疗服务和医疗质量安全现状，提高疼痛学科医疗质量安全管理科学化和精细化水平，为政策的制定和管理实践工作提供循证依据，实现疼痛医疗服务和质量安全持续改进，国家卫健委组织编写了《2023年国家医疗服务与质量安全报告：疼痛专业分册》（以下简称《报告》）。

一、数据范围和来源

《报告》重点围绕我国内地二级及以上医院疼痛科医疗服务与医疗质量安全情况进行分析，主要截取 2022 年 1 月 1 日～2022 年 12 月 31 日的相关数据。数据主要来源如下：

（1）国家医疗质量管理与控制信息网（National Clinical Information System，NCIS）共收集了 2022 年 9683 家医疗机构的医疗质量、填报数据，并根据纳入标准及数据质量进行筛选，最终共纳入 6779 家医疗机构疼痛专业数据进行分析。

（2）全国医院质量监测系统（Hospital Quality Monitoring System，HQMS）共纳入 1079 家医疗机构中出院时间为 2022 年 1 月 1 日～12 月 31 日的疼痛科住院患者病案首页数据。

在本年度《报告》中，能采用病案首页数据进行分析的指标部分，均使用病案首页数据进行分析，为确保年度指标间的可比性，部分指标比较采用连续上报医院数据，有关数据来源和范围时限均在各章节部分进行了说明。

二、报告主要内容

《报告》分为三章，分别为疼痛科医疗服务资源与服务能力分析、医疗医质量管理与控制数据分析及医疗质量，具体内容如下：

（1）医疗服务资源和服务能力数据分析。主要包括 2022 年度我国医疗机构疼痛科服务能力、收治患者病种结构及手术/操作类别等相关分析。

（2）医疗质量管理与控制数据分析。从医疗机构、重点病种、重点手术等层面，国绕国家卫生健康委员会历年发布的疼痛相关医疗质量控制指标进行纵向、横向比较和综合分析。

（3）医疗质量专题。针对疼痛科癌症疼痛住院患者，采取多学科合作治疗（MDT）团队及静脉血栓栓塞症（VTE）规范预防进行了分析和讨论。

三、有关说明

（1）本年度《报告》中涉及的疾病分类编码采用《疾病分类与代码国家临床版2.0》（简称ICD-10）。手术分类编码采用《手术操作分类代码国家临床版 3.0》（简称ICD-9-CM-3），为最大限度保持一致性，均采用了四位亚目编码。

（2）《报告》中所有涉及金额的数据，计量单位均为人民币（CNY）。

国家疼痛专业医疗质量控制中心

目　　录

第一章　医疗服务资源与服务能力分析 ·· 1

　　一、全国医院疼痛科服务资源配置情况 ··· 1

　　　　（一）医师总体分布情况 ··· 1

　　　　（二）护理人员总体分布情况 ·· 1

　　　　（三）医疗机构疼痛科床位总体分布情况 ································· 1

　　　　（四）各类别医院实际开放床位数 ··· 1

　　二、全国医院疼痛科服务量分析 ·· 5

　　　　（一）全国各级医院疼痛科门诊及住院月均人数 ······················ 5

　　　　（二）全国各级医院疼痛科住院患者手术例数 ·························· 6

　　三、全国二级和三级医院疼痛科服务能力分析 ································ 7

　　　　（一）主要诊断使用的ICD-10编码亚目种类数 ························ 7

　　　　（二）主要手术的ICD-9-CM-3编码亚目种类数 ····················· 7

　　四、全国疼痛科住院患者疾病与手术/操作分析 ····························· 10

　　　　（一）全国二级和三级疼痛科住院患者主要诊断排名前20位疾病编码及其数量 ··· 10

　　　　（二）全国二级和三级疼痛科住院患者主要手术编码排名前20位及其数量 ··· 12

第二章　医疗质量管理与控制数据分析 ··· 14

　　一、全国疼痛科平均住院日及费用指标 ·· 14

　　　　（一）全国各省市（自治区、直辖市）情况 ···························· 14

　　　　（二）全国各级医院疼痛科平均住院日及费用 ························· 14

　　二、重点疾病病种相关指标统计 ·· 14

　　　　（一）带状疱疹后神经痛 ·· 14

　　　　（二）癌症疼痛 ·· 29

　　　　（三）重点病种收治情况与重点手术/操作开展情况 ·················· 42

第三章　医疗质量 ··· 49

　　一、疼痛科设置癌症疼痛多学科合作治疗（MDT）团队比例 ·············· 49

　　二、疼痛科癌症疼痛住院患者进行静脉血栓栓塞症（VTE）规范预防的比例 ··· 49

第一章 医疗服务资源与服务能力分析

一、全国医院疼痛科服务资源配置情况

（一）医师总体分布情况

截至2022年年底，我国医疗机构疼痛科总体医师数量为12 428人，平均各省市为400.90人。其中河南省医师数量最多，为1244人；海南、宁夏、青海、天津、上海、吉林、北京、黑龙江、福建、广西、甘肃、新疆、山西、内蒙古、辽宁、安徽、贵州、重庆医疗机构疼痛科医师数量均少于平均值，其中有4个省市医师数量低于100人：西藏自治区5人、海南50人、宁夏58人、青海94人（图1-1）。

（二）护理人员总体分布情况

截至2022年年底，全国31个省市医疗机构疼痛科总体护理人员数量为12 711人，平均各省市为410.03人。其中河南省护理人员数量最多，为1434人；海南、宁夏、青海、天津、上海、吉林、北京、黑龙江、福建、广西、甘肃、新疆、山西、内蒙古、辽宁、安徽、医疗机构疼痛科护理人员数量均少于平均值，其中有3个省市护理人员数量低于100人：西藏1人、海南35人、宁夏42人（图1-2）。

（三）医疗机构疼痛科床位总体分布情况

截至2022年年底，我国医疗机构疼痛科总体床位数量为34 466张，平均各省市为1111.81张。排名前三位的省市分别为河南、云南、四川，其中河南省床位数量最多，为4362张；海南、宁夏、青海、天津、上海、吉林、北京、黑龙江、福建、广西、甘肃、新疆、山西、内蒙古、辽宁、安徽、医疗机构疼痛科床位数量均少于平均值，其中有2个省市床位数不足100张：西藏10张、海南83张（图1-3）。

（四）各类别医院实际开放床位数

截至2022年年底，我国医疗机构疼痛科总体开放床位数量为34 466张，按级别分类：二级医院床位数为16 521张，三级医院床位数17 727张，按医院类别：公立医院床位数为28 993张，民营医院床位数为5473张，西医医院床位数为29 764张，中医医院床位数为4702张（图1-4）。

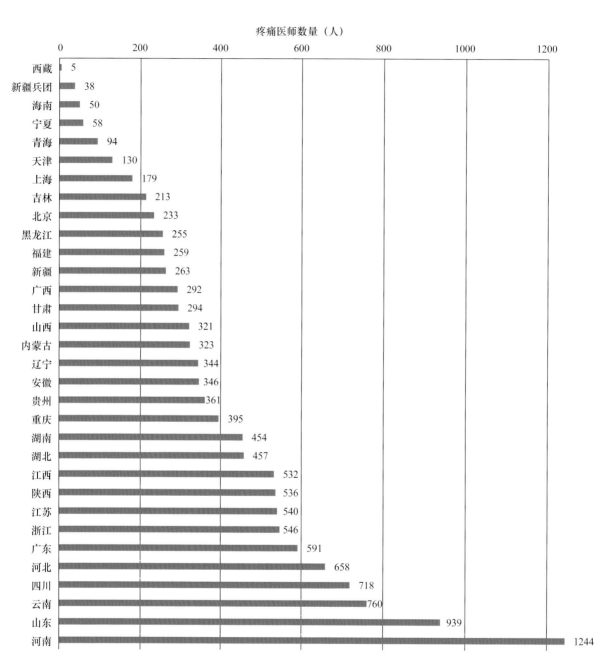

图1-1　2022年各省市（自治区、直辖市）疼痛科医师数
（注：①数据不含我国港、澳、台地区；②新疆地区包括新疆兵团）

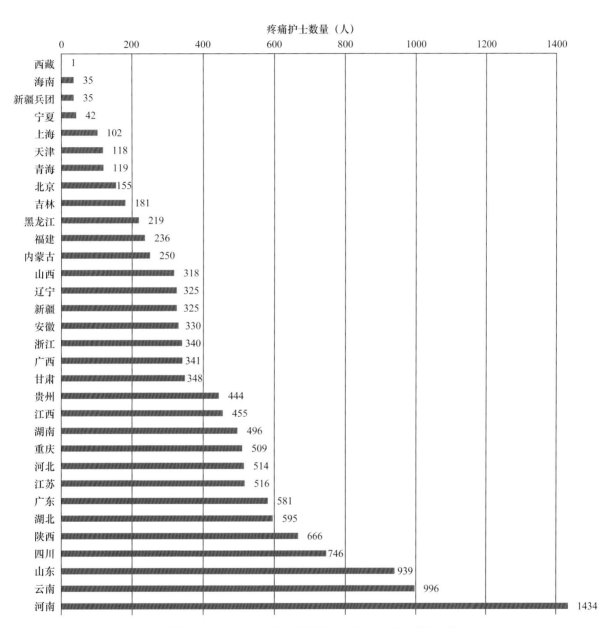

图1-2 2022年各省市（自治区、直辖市）疼痛科护士数
（注：①数据不含我国港、澳、台地区；②新疆地区包括新疆兵团）

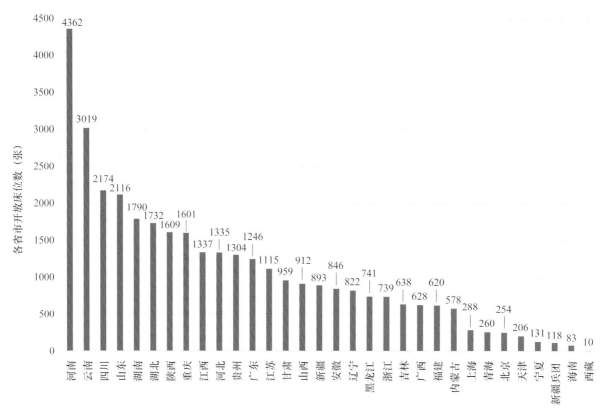

图1-3 各省（自治区、直辖市）医疗卫生机构疼痛科床位数分布
（注：①数据不含我国港、澳、台地区；②新疆地区包括新疆兵团）

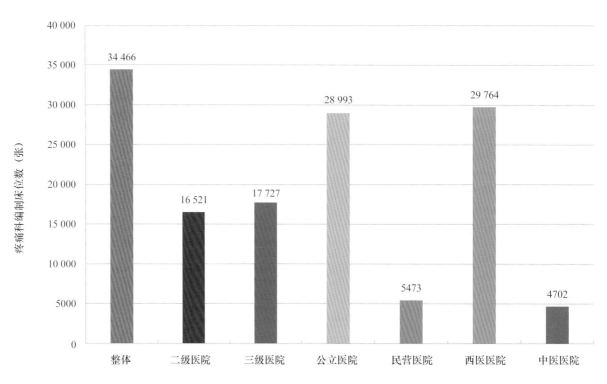

图1-4 全国各类别医院疼痛科编制床位数

二、全国医院疼痛科服务量分析

（一）全国各级医院疼痛科门诊及住院月均人数

统计全国2021—2022年上报的各级医院疼痛科的门诊人次与出院人次，全国医院疼痛科月均门诊诊治人次为1 041 080人次，月均出院人次为74 331人次；按级别分类中二级医院月均门诊诊治人次为350 224人次，月均出院人次为31 140人次，三级医院月均门诊诊治人次为687 840人次，月均出院人次为42 921人次；按所有制分类中公立医院月均门诊诊治人次为959 387人次，月均出院人次为63 783人次，民营医院月均门诊诊治人次为81 693人次，月均出院人次为10 548人次，西医医院月均门诊诊治人次为959 387人次，月均出院人次为63 783人次，中医医院月均门诊诊治人次为101 898人次，月均出院人次为9025人（图1-5～图1-7）。

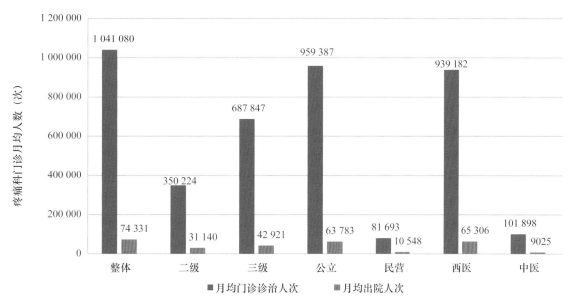

图1-5　全国各类别医院疼痛科月均门诊人次及月均出院人次

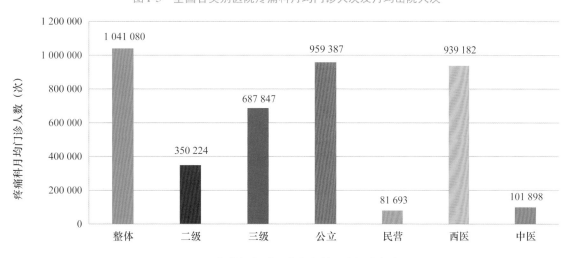

图1-6　全国各类别医院疼痛科月均门诊人次

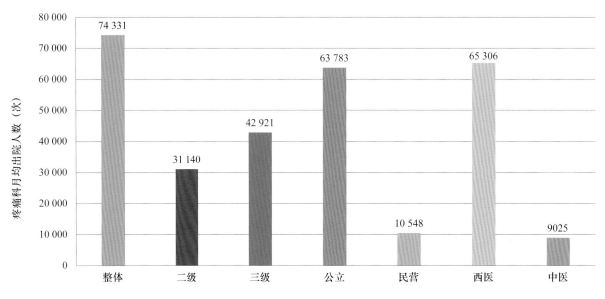

图1-7 全国各类别医院疼痛科月均出院人次

（二）全国各级医院疼痛科住院患者手术例数

统计全国2021-2022年上报的各级医院疼痛科住院患者手术例数，对数据进行筛选分析，最终纳入规范描写手术例数总计294 865例；按级别分类中二级医院手术例数为82 520例，三级医院手术例数为210 735例，按所有制分类中公立医院手术例数为255 043例，民营医院手术例数为39 822例（图1-8）。

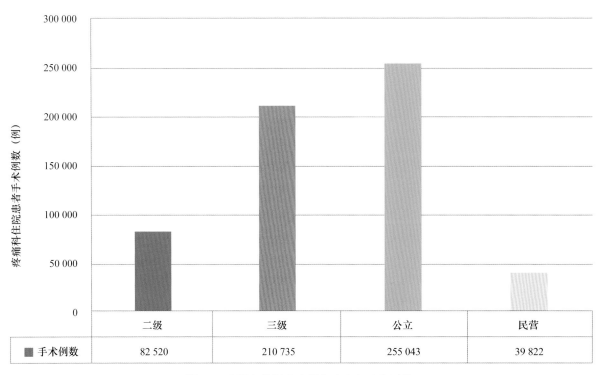

	二级	三级	公立	民营
■ 手术例数	82 520	210 735	255 043	39 822

图1-8 全国各类型疼痛科住院患者手术例数

其中三级手术总数78 757例，四级手术总数49 679例，日间手术例数为13 333例。按级别分类：二级医院日间手术例数为6163例，三级医院日间手术例数为7162例；按所有制分类：公立医院日间手术例数为11 394例，民营医院日间手术例数为1939例（图1-9）。

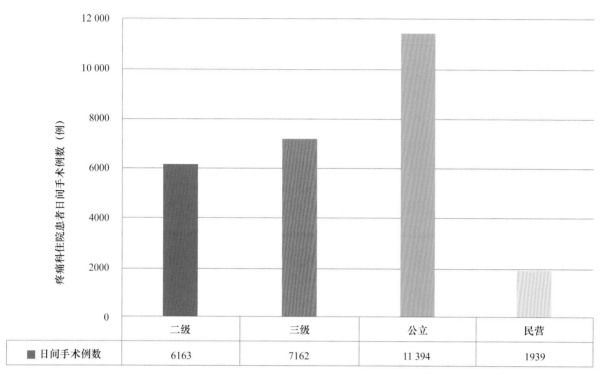

	二级	三级	公立	民营
■ 日间手术例数	6163	7162	11 394	1939

图1-9　全国各类型疼痛科住院患者日间手术例数

三、全国二级和三级医院疼痛科服务能力分析

医疗机构疼痛科住院患者主要疾病诊断和手术/操作的种类，即医疗机构疼痛科为患者提供诊疗服务所涉及病种和手术的种类数，可作为评价疼痛科服务能力范围宽度的一个指标。为保证纳入数据的有效性和准确性，在全国二级和三级综合医院与部分专科医院的服务能力数据分析中，主要统计上报数据为出院患者住院病历首页主要诊断（第一诊断）ICD-10编码亚目数及主要手术/操作ICD-9-CM-3编码亚目数。

（一）主要诊断使用的ICD-10编码亚目种类数（图1-10，图1-11）

2021—2022年全国疼痛科收治患者的主要诊断ICD-10编码亚目种类数均值，全国各医院中最多为综合医院，其次为骨科医院（483种），最少为疗养院（2种）；其中二级各类型医院中最多为综合医院（1585种），其次为骨科医院（328种），最少为疗养院（2种）；三级各类型医院中最多为综合医院（2646种），其次为肿瘤医院（222种），最少为皮肤病医院（11种）。

（二）主要手术的ICD-9-CM-3编码亚目种类数（图1-12，图1-13）

2021-2022年全国疼痛科收治患者的主要诊断1CD-9-CM-3编码亚目种类数均值，全国各类型

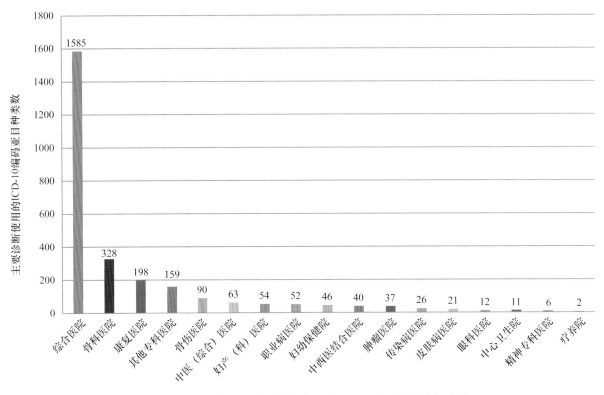

图1-10　全国二级医院疼痛科主要诊断ICD-10编码亚目种类数量

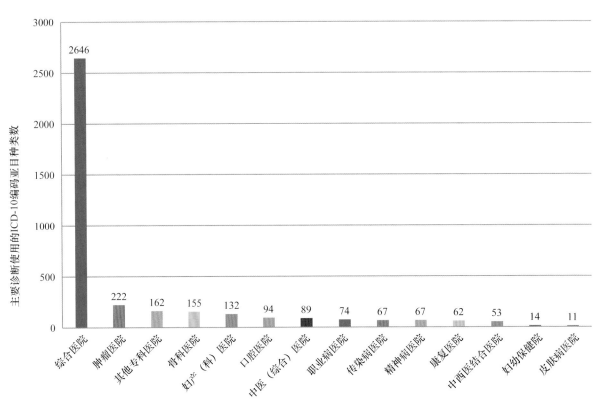

图1-11　全国三级医院疼痛科主要诊断ICD-10编码亚目种类数量

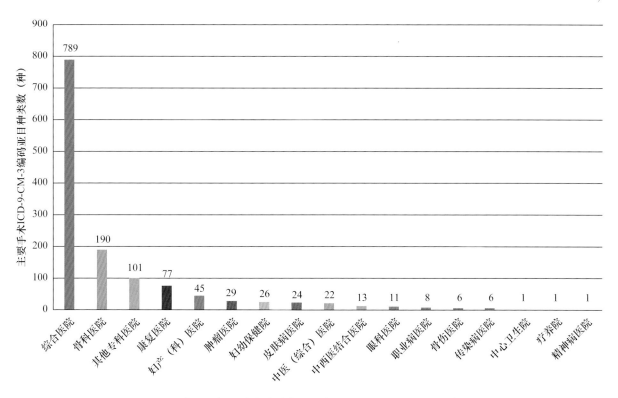

图1-12 全国二级医院疼痛科主要手术 ICD-9-CM-3 编码亚目种数量

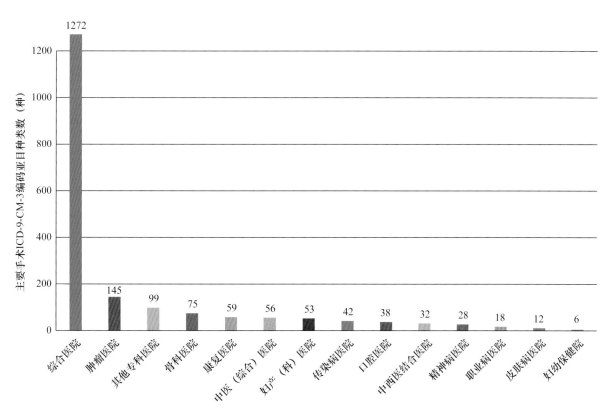

图1-13 全国三级医院疼痛科主要手术 ICD-9-CM-3 编码亚目种数量

医院中最多为综合医院（2061种），其次为骨科医院（265种），最少为疗养院（1种）、精神病医院（1种）、中心卫生院（1种）；其中二级各类型医院中最多为综合医院（789种），其次为骨科医院（190种），最少为疗养院（1种）、中心卫生院（1种）、精神专科医院（1种）；三级各类型医院最多为综合医院（1272种），其次为肿瘤医院（145种），最少为妇幼保健院（6种）。

四、全国疼痛科住院患者疾病与手术/操作分析

（一）全国二级和三级疼痛科住院患者主要诊断排名前20位疾病编码及其数量（图1-14～图1-16）

2021-2022年全国疼痛科住院患者主要诊断前20位疾病编码出现的次数均值为13 577.15次，其中超过均值的4位诊断编码分别为M51.202（84 178次），B02.202＋G53.0*（32 093次），M51.100x001（27 114次）及M50.201（15 848次）；最少为M80.900（3299次）。

按级别分类：二级医院疼痛科住院患者主要诊断前20位疾病编码出现的次数均值为4782.40次，其中超过均值的3位诊断编码分别为M51.202（38 239次），M51.100x001（8630次）及M50.201

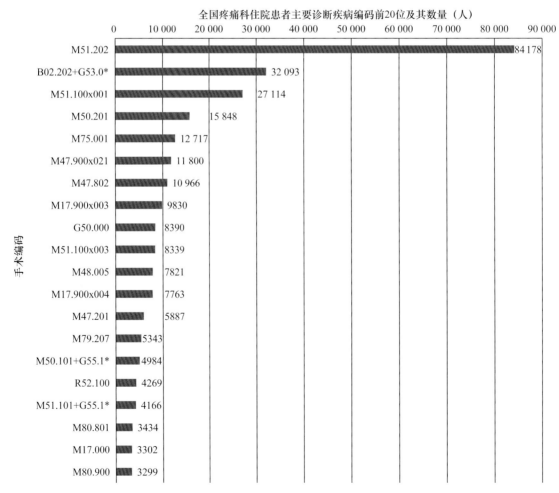

图 1-14　全国疼痛科住院患者主要诊断疾病编码前 20 位及其数量

全国二级医院疼痛科住院患者主要诊断疾病编码前20位及其数量（人）

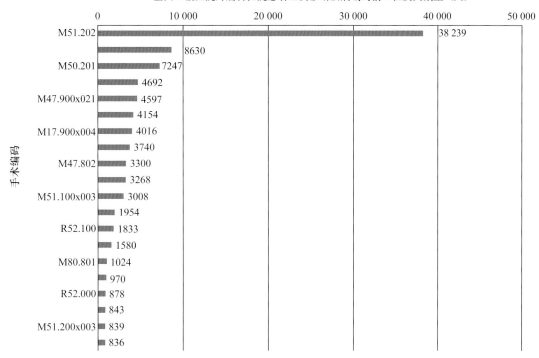

图1-15　全国二级医院疼痛科住院患者主要诊断疾病编码前20位及其数量

疼痛科主要诊断疼痛数量（人）

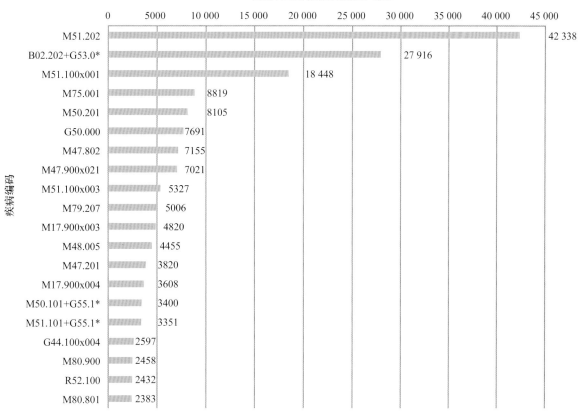

图1-16　全国三级医院疼痛科住院患者主要诊断疾病编码前20位及其数量

（7247次）；最少为M80.900（836次）。三级医院疼痛科住院患者主要诊断前20位疾病编码出现的次数均值为8557.50次，其中超过均值的4位诊断编码分别为M51.202（42 338次），B02.202＋G53.0*（27 916次），M51.100x001（18 448次）及M75.001（8819次）；最少为M80.801（2383次）。

（二）全国二级和三级疼痛科住院患者主要手术编码排名前20位及其数量（图1-17～图1-19）

2021—2022年全国疼痛科住院患者主要手术编码排名的前20位出现次数的均值为10 053.40次，其中超过均值的6位手术编码分别为80.5900x001（32 175次），4.8101（31 473次），04.2x05（21 721次）、81.9201（18 906次）、3.9102（11 517次）及80.5111（10 852次）；排名前20位手术编码中最少为80.511（2906次）。

按级别分类：二级医院疼痛科住院患者主要手术编码排名的前20位出现次数的均值为2780.20次，其中超过均值的7位手术编码分别为80.5900x001（12 375次），4.8101（7183次），99.9200x019（4748次）、81.9201（4727次）、99.9200x016（3604次）、3.9102（3296次）及04.2x05（2951次）；排名前20位手术编码中最少为04.2x02（790次）。三级医院疼痛科住院患者主要手术编码前20位出现均值为7378.85次，其中超过均值的6位手术编码分别为4.8101（24 264次）、80.5900x001（19 161次）、04.2x05（18 767次）、81.9201（14 175次）、80.5111（8663次）及3.9102（8216次）；前20位手术编码中最少为80.511（2385次）。

其中各级别出现数量排名前2位为80.5900x001与4.8101，最少为80.511。

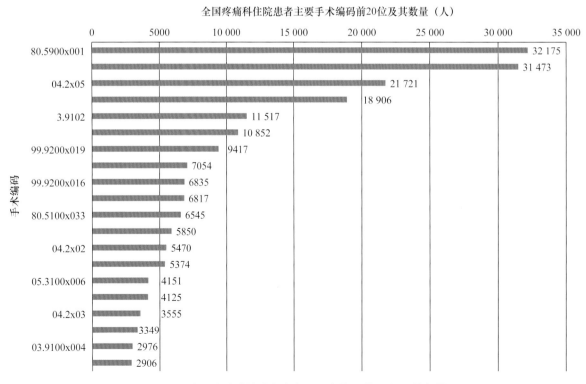

图1-17　全国疼痛科住院患者主要手术编码前20位及其数量

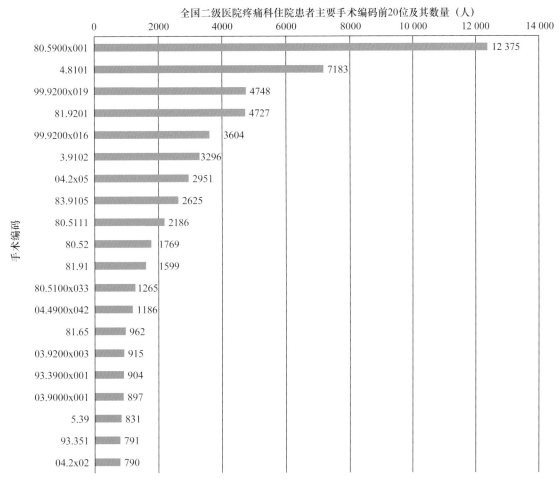

图1-18　全国二级医院疼痛科住院患者主要手术编码前20位及其数量

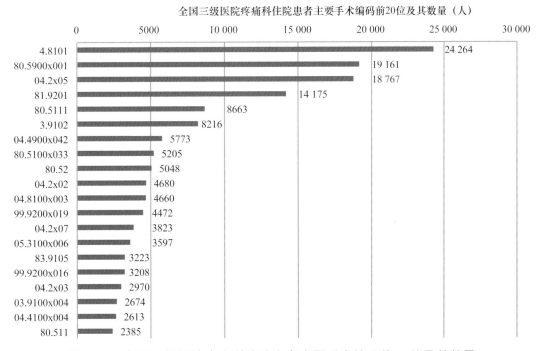

图1-19　全国三级医院疼痛科住院患者主要手术编码前20位及其数量

第二章 医疗质量管理与控制数据分析

一、全国疼痛科平均住院日及费用指标

（一）全国各省市（自治区、直辖市）情况（图2-1，图2-2）

2022年全国各省市（自治区、直辖市）医疗机构疼痛科住院患者平均住院日为8.72天，住院日排名前3位的省份为：辽宁（14.77天）、四川（10.96天）、河南（10.38天），最少为上海（3.67天）。

2022年全国各省市（自治区、直辖市）医疗机构疼痛科住院患者平均住院费用为11 032.49元，费用排名前3位为：吉林（26 181.71元）、北京（22 080.05元）、天津（21 446.36元），最少为内蒙古自治区（6664.18元）。

（二）全国各级医院疼痛科平均住院日及费用（图2-3）

2022年全国各级医疗机构疼痛科住院患者平均住院日为8.72天，其中二级医院平均住院日为9.36天，平均费用为6906.25元，三级医院平均住院日为8.53天，平均费用为11 257.59元；公立医院平均住院日为8.68天，平均费用为10 164.59元，民营医院平均住院日为9.48天，平均费用为7710.45元（图2-3）。

二、重点疾病病种相关指标统计

（一）带状疱疹后神经痛（Postherpetic neuralgia，PHN）

1. 全国各省市（自治区、直辖市）医疗机构疼痛科带状疱疹后神经痛病例数

NCIS该项指标统计共纳入31个省市，2022年数据表明，全国各省市（自治区、直辖市）全年带状疱疹后神经痛住院病例总数为67 226例，均值为2168.58例，其中12个省市高于均值，19个省市低于均值；排名前三位为：云南6615人次，河南5935人次，山东4966人次（图2-4）。HQMS该项指标共统计纳入22个省市，截至2022年年底，全国各省市（自治区、直辖市）带状疱疹后神经痛病例总数为26 465人次，其中排名前3位省份位山东3411人次、四川2856人次、江苏2205人次，最少为辽宁1人次（图2-5）。

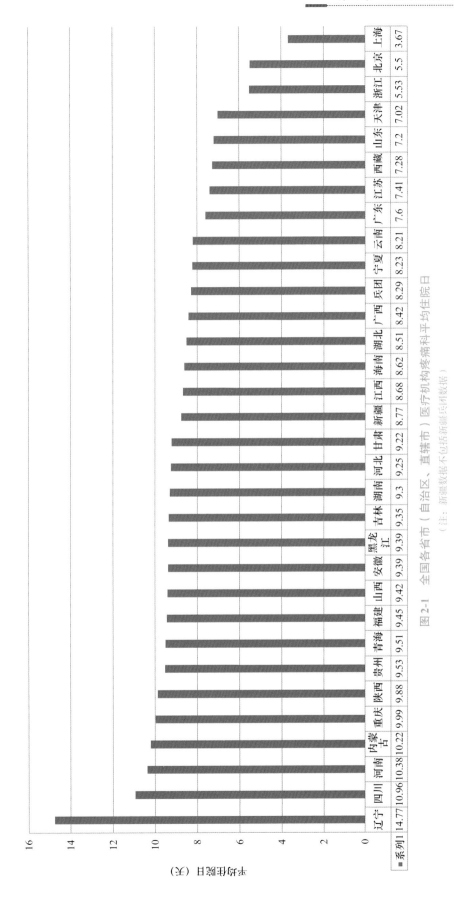

图 2-1 全国各省市（自治区、直辖市）医疗机构疼痛科平均住院日

（注：新疆数据不包括新疆兵团数据）

	辽宁	四川	河南	内蒙古	重庆	陕西	贵州	青海	福建	山西	安徽	黑龙江	吉林	湖南	河北	甘肃	新疆	江西	海南	湖北	广西	兵团	宁夏	云南	广东	江苏	西藏	山东	天津	浙江	北京	上海
系列1	14.77	10.96	10.38	10.22	9.99	9.88	9.53	9.51	9.45	9.42	9.39	9.39	9.35	9.3	9.25	9.22	8.77	8.68	8.62	8.51	8.42	8.29	8.23	8.21	7.6	7.41	7.28	7.2	7.02	5.53	5.5	3.67

纵轴：平均住院日（天）

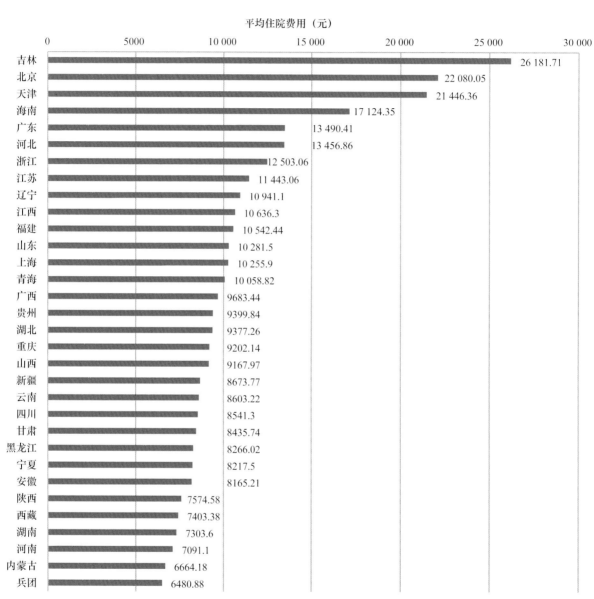

图 2-2　全国各省市（自治区、直辖市）医疗机构疼痛科平均住院费用
（注：新疆包括新疆兵团）

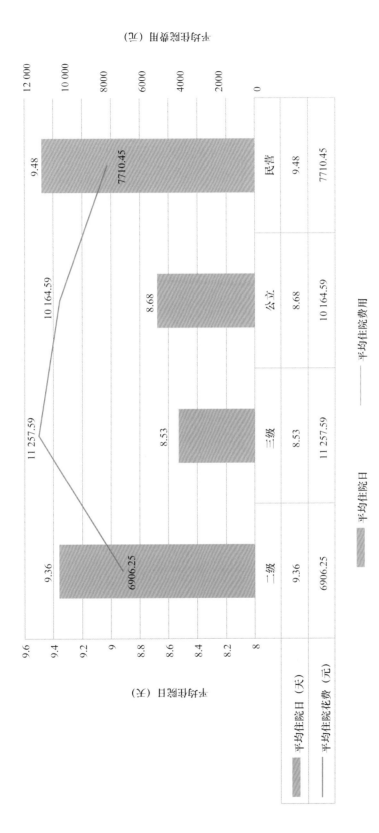

图2-3　2022年全国各省市（自治区、直辖市）医疗机构疼痛科平均住院日及费用

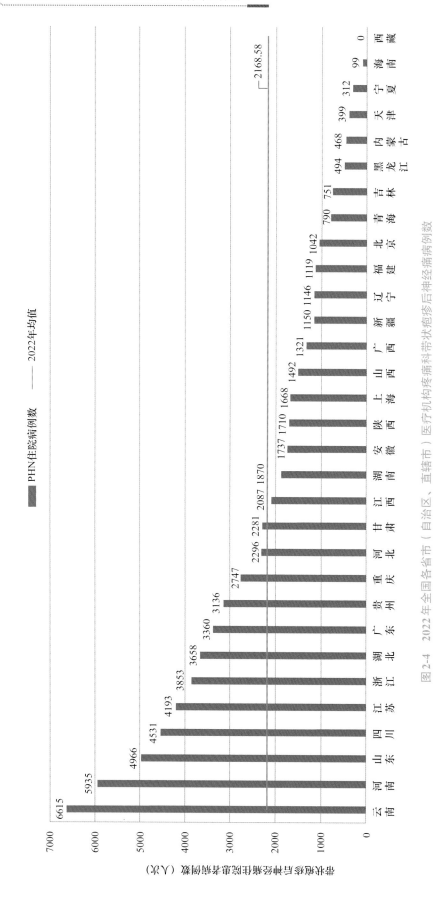

图 2-4 2022 年全国各省市（自治区、直辖市）医疗机构疼痛科带状疱疹后神经痛病例数

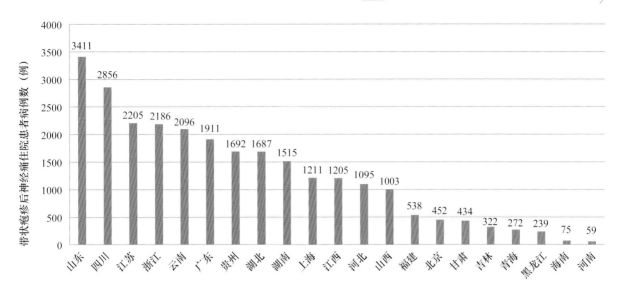

图 2-5　带状疱疹后神经痛（按省份）病例数

2. 全国各类别医疗机构疼痛科带状疱疹后神经痛病例数

2022年数据表明，全国各级别医疗机构疼痛科带状疱疹后神经痛住院病例数中二级医院为 2977 人次，三级医院为 23 463 人次；按所有制分类中公立医院为 25 151 人次，民营医院为 1314 人次（图 2-6）。

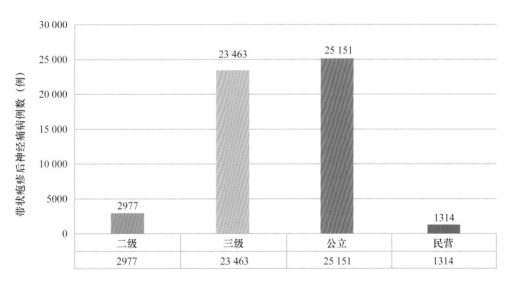

图 2-6　2022年带状疱疹后神经痛（按级别和所有制分类）病例数

按医院类型分类，排名前三位分别为综合医院 25 427 人次，康复医院 468 人次，中医（综合）医院 180 人次，最少为骨伤医院 1 人次（图 2-7）。其中二级医院中，排名前 3 位分别为综合医院 2673 人次，皮肤病医院 157 人次，康复医院 54 人次，后两位骨伤医院、妇幼保健院 1 人次（图 2-8）；三级医院中，排名前 3 位分别为综合医院 22 739 人次，皮肤病医院 311 人次，中医（综合）医院 180 人次，最后两位为骨科医院、妇幼保健院 2 人次（图 2-9）。

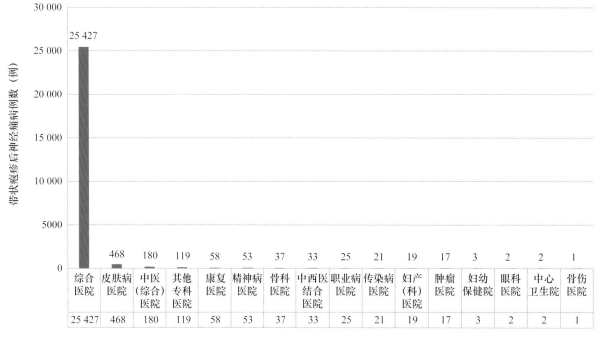

	综合医院	皮肤病医院	中医（综合）医院	其他专科医院	康复医院	精神病医院	骨科医院	中西医结合医院	职业病医院	传染病医院	妇产（科）医院	肿瘤医院	妇幼保健院	眼科医院	中心卫生院	骨伤医院
	25 427	468	180	119	58	53	37	33	25	21	19	17	3	2	2	1

图 2-7　2022 年带状疱疹后神经痛（按类别）病例数

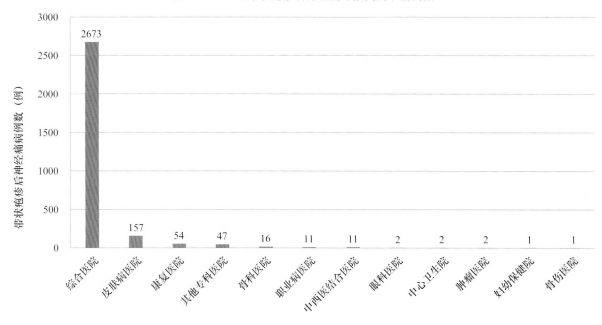

图 2-8　2022 年带状疱疹后神经痛（按二级医院类别）病例数

3. 住院患者 8h 内疼痛量化评估完成率

2022 年全国疼痛科 PHN 住院患者 8h 内疼痛量化评估完成率总体为 92.19%，较 2021 年有所升高（87.16%）。其中，二级、三级医院的完成率分别是 89.84%，92.86%。比 2021 年均有所升高。公立医院与西医医院疼痛程度量化评估完成率较去年有所提高，为 92.25% 和 92.98%。民营医院与中医院疼痛程度量化评估完成率较去年均有所下降，为 91.30% 和 86.02%，分别下降 5.27 和 8.82 个百分点（图 2-10）。

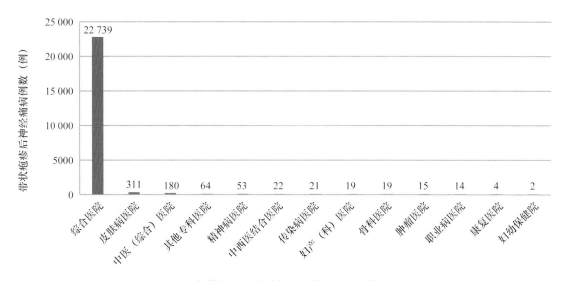

图 2-9　2022 年带状疱疹后神经痛（按三级医院类别）病例数

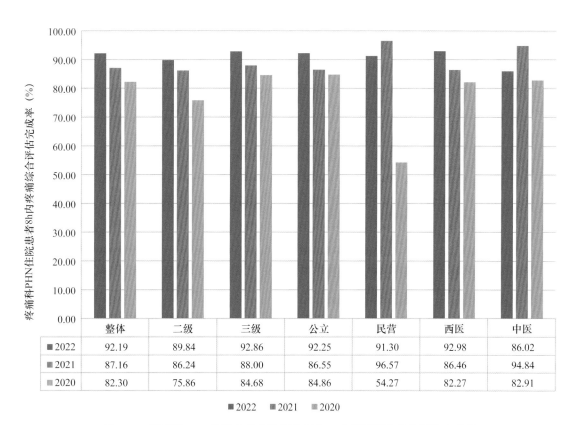

	整体	二级	三级	公立	民营	西医	中医
■2022	92.19	89.84	92.86	92.25	91.30	92.98	86.02
■2021	87.16	86.24	88.00	86.55	96.57	86.46	94.84
■2020	82.30	75.86	84.68	84.86	54.27	82.27	82.91

■2022　■2021　■2020

图 2-10　疼痛科 PHN 住院患者（按照级别）8h 内疼痛程度量化评估完成率

2022 年全国各省市（自治区、直辖市）医疗机构疼痛科 PHN 住院患者 8h 内疼痛程度评估完成率中，北京、上海、海南、青海 PHN 住院患者 8h 内疼痛量化评估完成率达 100%。较 2021 年完成率上升最多的前 3 位省市为甘肃、辽宁、北京，分别上升 41.56、28.76、21.68 个百分点；较 2021 年有所下降的省市为云南、陕西、内蒙古、重庆、广西、吉林及天津，分别下降 26.78、9.96、8.06、7.93、5.85、3.20、2.24 个百分点（图 2-11）。

疼痛科PHN住院患者8h内疼痛程度量化评估完成率（%）

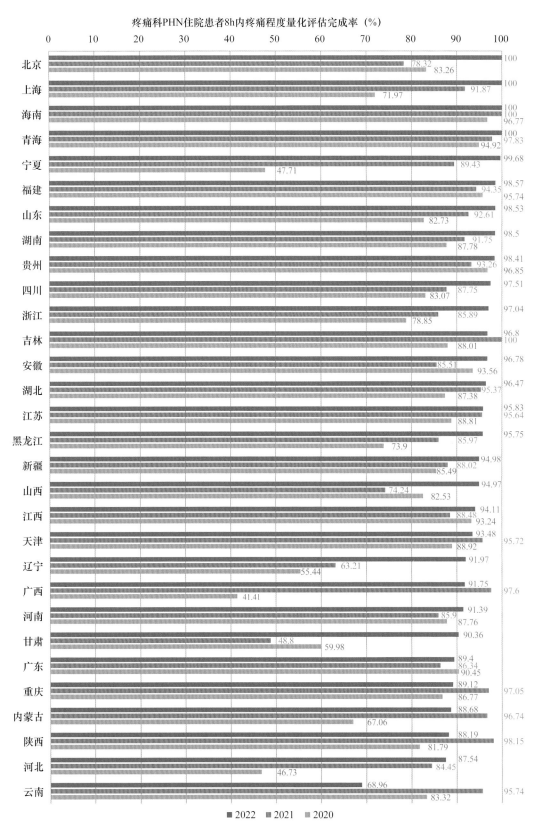

图2-11　疼痛科PHN住院患者（按照省份）8h内疼痛程度量化评估完成率

PHN治疗规范化

4. 疼痛科 PHN 患者首诊一线药物使用率

2022年全国疼痛科 PHN 患者首诊一线药物使用率总体为82.35%，较2021 年有所下降（89.24%）。其中，二级、三级医院的首诊一线药物使用率分别是69.75%，84.88 %。比2021年均有所下降，分别下降5.34和7.17个百分点。公立医院与民营医院首诊一线药物使用率较去年有所下降，为82.72%和71.55%，分别下降6.89和8.68个百分点。西医医院与中医医院首诊一线药物使用率较去年也有所下降，为83.99%和61.82%，分别下降5.47和23.71个百分点（图2-12）。

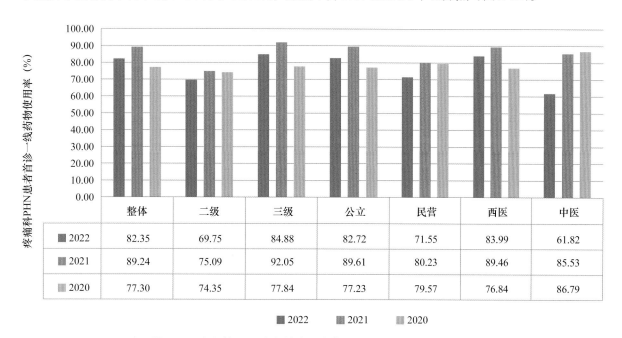

疼痛科PHN患者首诊一线药物使用率（%）	整体	二级	三级	公立	民营	西医	中医
■ 2022	82.35	69.75	84.88	82.72	71.55	83.99	61.82
■ 2021	89.24	75.09	92.05	89.61	80.23	89.46	85.53
■ 2020	77.30	74.35	77.84	77.23	79.57	76.84	86.79

■ 2022　■ 2021　■ 2020

图 2-12　疼痛科 PHN 患者首诊一线药物使用率（按照医院类别）

2022年全国各省市（自治区、直辖市）医疗机构疼痛科 PHN 首诊一线药物使用率中，较2021年使用率上升的前3位省市为内蒙古、上海、重庆，分别上升29.73、22.48、19.17个百分点；较2021年下降的前3位省市为北京、宁夏、陕西，分别下降24.38、22.61、22.50个百分点（图2-13）。

5. 疼痛科 PHN 住院患者疼痛治疗有效率

2022年全国疼痛科 PHN 住院患者疼痛治疗有效率总体为85.30%，较2021 年小幅上升（84.29%）。其中，二级、三级医院的治疗有效率分别是81.25%，86.43 %。二级医院较2021年下降5.06个百分点，三级医院有所升高。公立医院与民营医院治疗有效率分别为84.94%和90.78%，公立医院疼痛治疗有效率升高，民营医院较2021年下降7.89个百分点。西医医院与中医医院分别为86.59%和75.23%，其中西医医院疼痛治疗有效率有所升高而中医医院较2021年下降17.42个百分点（图2-14）。

2022年全国各省市（自治区、直辖市）医疗机构疼痛科 PHN 住院患者疼痛治疗有效率中，16个省市同比上升，14个省市同比下降，较2021年治疗有效率上升的前3位省市为辽宁、青海、山西，分别上升29.84、14.59、14.47个百分点；较2021年治疗有效率下降最多的前3位省市为重庆、北京、内蒙古，分别下降23.25、23.10、18.20个百分点（图2-15）。

疼痛科PHN患者首诊一线药物使用率（%）

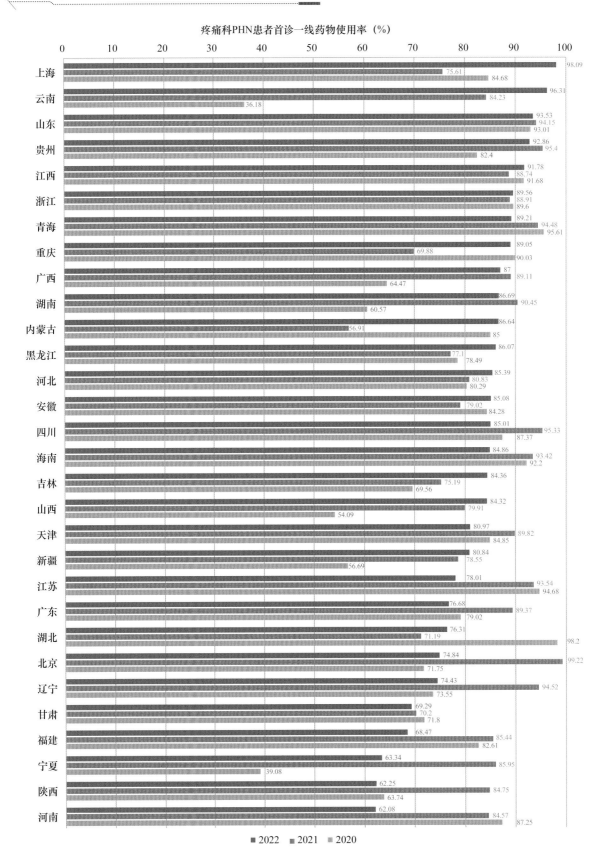

图2-13 疼痛科PHN患者首诊一线药物使用率（按照省市）

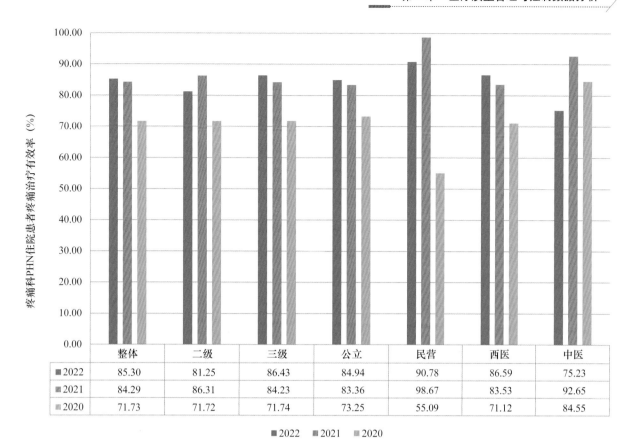

	整体	二级	三级	公立	民营	西医	中医
■2022	85.30	81.25	86.43	84.94	90.78	86.59	75.23
■2021	84.29	86.31	84.23	83.36	98.67	83.53	92.65
■2020	71.73	71.72	71.74	73.25	55.09	71.12	84.55

■2022　■2021　■2020

图2-14　疼痛科PHN住院患者疼痛治疗有效率（按照医院类别）

6. 疼痛科PHN住院患者微创介入手术治疗率

2022年全国疼痛科PHN住院患者微创介入手术治疗率总体为58.27%，较2021年略下降（58.75%）。其中，二级、三级医院微创介入手术治疗率较去年均小幅下降，分别为40.19%，63.40%，同比下降0.50与1.11个百分点。公立和民营医院PHN住院患者微创介入手术治疗率较去年均有所下降，分别为58.93%，48.37%，同比下降1.11与0.74个百分点。西医医院和中医医院PHN住院患者微创介入手术治疗率分别为60.01%，44.76%，西医医院较去年提高3.06个百分点，而中医医院同比下降17.42个百分点（图2-16）。

2022年全国各省市（自治区、直辖市）医疗机构疼痛科PHN住院患者微创介入手术治疗率中，14个省市同比上升，16个省市同比下降，较2021年微创介入手术治疗率上升最多的前3位省市为宁夏、辽宁、青海，分别上升37.84、32.89、23.63个百分点；较2021年微创介入手术治疗率下降最多的前3位省市为内蒙古、重庆、吉林，分别下降47.94、32.40、30.38个百分点（图2-17）。

7. 疼痛科PHN住院患者主要手术类型编码及数量

依照国家临床3.0版手术操作编码（ICD-9-CM-3）进行统计，2022年全国疼痛科PHN住院患者主要手术操作编码排名前5位的分别为脊髓神经根射频消融术、脊髓神经刺激器置入术、周围神经破坏术、三叉神经射频消融术、周围神经烧灼术（表2-1～表2-4）。

疼痛科PHN住院患者疼痛治疗有效率（%）

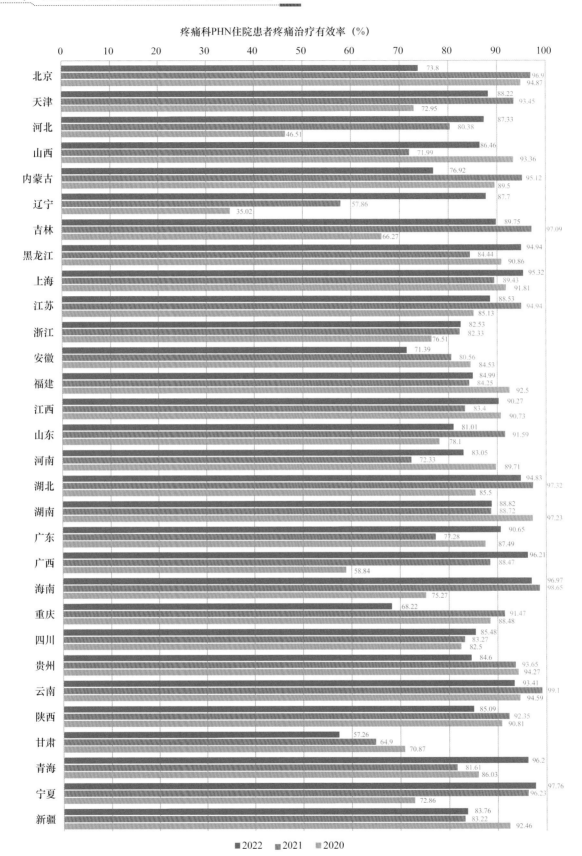

图2-15 疼痛科PHN住院患者疼痛治疗有效率（按照省份）

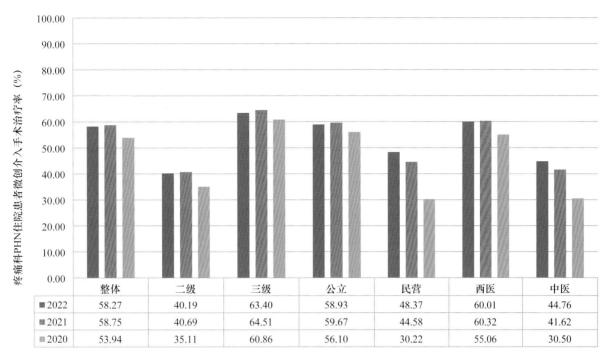

	整体	二级	三级	公立	民营	西医	中医
■2022	58.27	40.19	63.40	58.93	48.37	60.01	44.76
■2021	58.75	40.69	64.51	59.67	44.58	60.32	41.62
■2020	53.94	35.11	60.86	56.10	30.22	55.06	30.50

■2022　■2021　■2020

图2-16　疼痛科PHN住院患者微创介入手术治疗率（按类别）

表2-1　疼痛科PHN住院患者主要手术类型编码及数量

序号	主要手术操作	国家临床3.0版手术操作编码（ICD-9-CM-3）	例数
1	脊髓神经根射频消融术	04.2x05	5213
2	脊髓神经刺激器置入术	86.9600x003	876
3	周围神经破坏术	04.2x02	633
4	三叉神经射频消融术	04.2x07	569
5	周围神经烧灼术	04.2x03	549
6	脊髓神经刺激器导线置入或置换	03.9300	472
7	椎管内止痛剂注入术	03.9100x004	304
8	连续硬膜外阻滞术	03.9000x001	300
9	周围神经刺激器置入术	86.9600x006	119
10	椎间盘射频消融术	80.5900x001	89
11	关节治疗性物质注射	81.9201	62
12	为镇痛的椎管麻醉药注射	03.9100	17
13	经皮三叉神经半月节球囊压迫术	04.4100x004	17
14	输注泵置入术	86.0601	13
15	药物治疗泵置入	86.0600x004	12
16	周围神经刺激器导线的置入或置换	04.9200	9
17	交感神经注射破坏剂	05.3200x001	3
18	单列神经刺激脉冲发生器的置入	86.9401	2
合计			9259

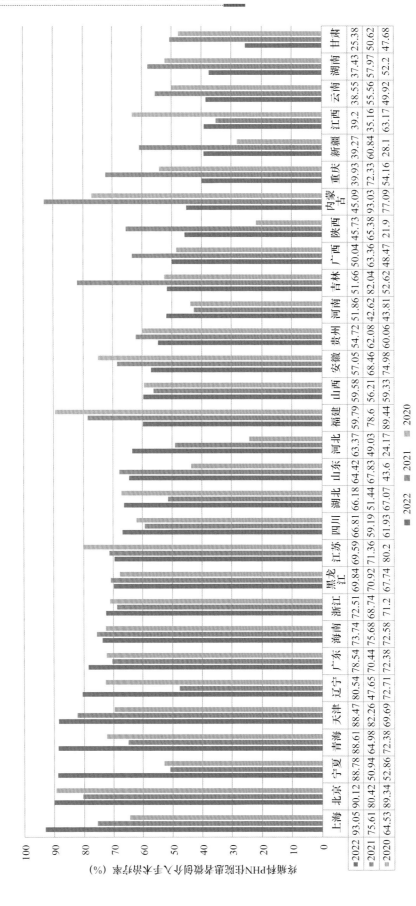

图 2-17 疼痛科 PHN 住院患者微创介入手术治疗率（按照省份）

（二）癌症疼痛

1. 全国各省市（自治区、直辖市）医疗机构疼痛科癌症疼痛病例数

NCIS数据该项指标共统计纳入31个省市，截至2022年年底，全国各省市（自治区、直辖市）癌症疼痛（简称癌痛）住院病例总数为67 340例，均值为2172.26例，其中11个省市住院病例总数高于均值，20个省市低于均值；排名前三位为云南10 097人次，河南8792人次，浙江7271人次，最少为西藏自治区0人次（图2-18）。

HQMS该项指标共统计23个省市，截至2022年年底，全国各省市（自治区、直辖市）癌性疼痛病例总数为7127人次，其中排名前3位省份为云南1467、山东1034、河南1007，最少为青海与海南3人（图2-19）。

2. 全国医疗机构疼痛科癌症疼痛病例数

2022年数据表明，全国医疗机构疼痛科癌症疼痛病例数中按级别：二级医院为1905人次，三级医院为5215人次；按所有制分类：公立医院为6770人次，民营医院为357人次（图2-20）。

2022年数据分类中，排名前三位分别为综合医院6810人次，肿瘤医院243人次，骨科医院41人次，最少为中心卫生院与中医（综合）医院各1人次。其中二级医院中，排名前2位分别为综合医院1899人次，康复医院3人次，排名后3位为肿瘤医院、中心卫生院及妇产（科）医院各1人次；三级医院中，排名前3位分别为综合医院4906人次，肿瘤医院242人次，骨科医院40人次，最少为中医（综合）医院1人次（图2-21、表2-2）。

表2-2 全国医疗机构（按级别）疼痛科癌症疼痛病例数

级别	专科部门级别	数量
二级	妇产（科）医院	1
二级	康复医院	3
二级	中心卫生院	1
二级	肿瘤医院	1
二级	综合医院	1899
三级	传染病医院	8
三级	妇产（科）医院	5
三级	骨科医院	40
三级	口腔医院	4
三级	其他专科医院	2
三级	职业病医院	3
三级	中西医结合医院	4
三级	中医（综合）医院	1
三级	肿瘤医院	242
三级	综合医院	4906

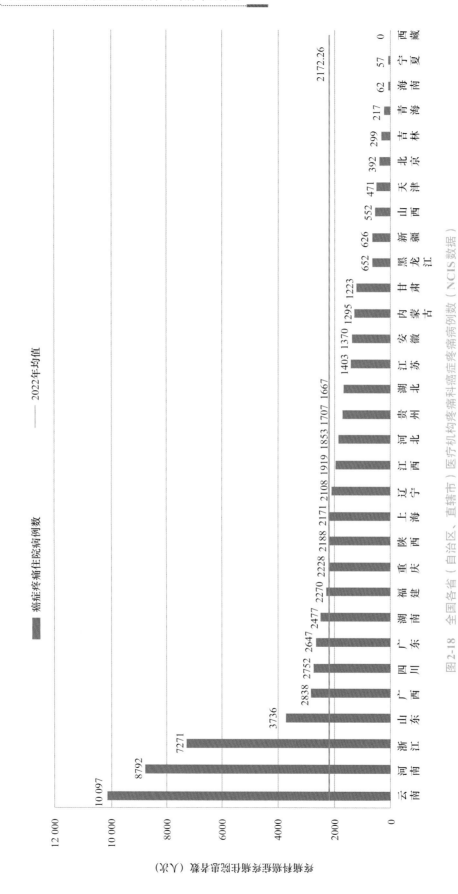

图2-18　全国各省（自治区、直辖市）医疗机构疼痛科癌症疼痛病例数（NCIS数据）

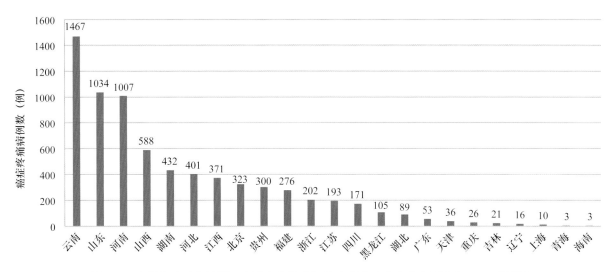

图2-19　全国各省（自治区、直辖市）医疗机构疼痛科癌症疼痛病例数（HQMS数据）

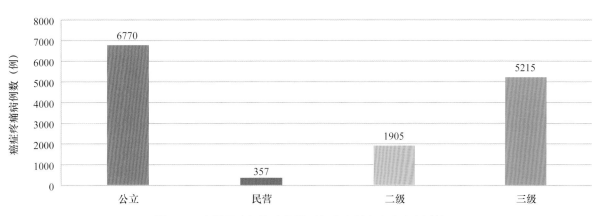

图2-20　全国医疗机构（按类别）疼痛科癌症疼痛病例数

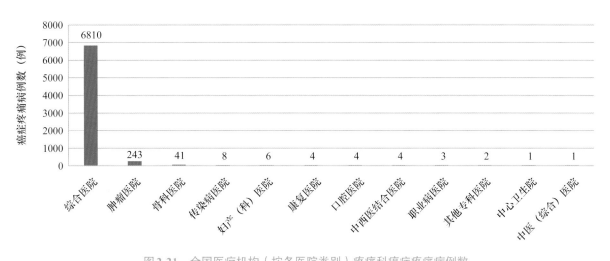

图2-21　全国医疗机构（按各医院类别）疼痛科癌症疼痛病例数

3．住院患者8h内疼痛程度评估完成率

2022年全国疼痛科癌症疼痛住院患者8h内疼痛程度评估完成率总体为79.29%，较2021年有所升高（72.79%）。其中，二级、三级医院的完成率分别是77.82%，79.78%。比2021年均有所升高。公立和民营医院完成率较去年均有所提高。分别为80.30%，60.21%。中医医院评估完成率较去年有所下降，为81.79%，下降8.02个百分点（图2-22）。

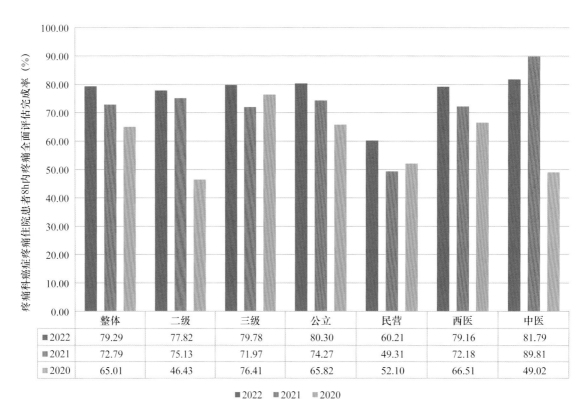

	整体	二级	三级	公立	民营	西医	中医
■2022	79.29	77.82	79.78	80.30	60.21	79.16	81.79
■2021	72.79	75.13	71.97	74.27	49.31	72.18	89.81
■2020	65.01	46.43	76.41	65.82	52.10	66.51	49.02

■2022 ■2021 ■2020

图2-22 全国医疗机构疼痛科癌症疼痛住院患者8h内疼痛程度评估完成率（按医院类别）

2022年全国各省市（自治区、直辖市）医疗机构疼痛科癌症疼痛住院患者8h内疼痛程度评估完成率中，仅有上海评估完成率达100%，13个省市同比上升，16个省市同比下降，1个省市不变。较2021年完成率上升排名前3位的省市为陕西、新疆、北京，分别上升76.42、66.88、47.75个百分点；较2021年完成率有所下降的前3位省市为江西、甘肃、黑龙江，分别下降48.46、24.52、22.85个百分点（图2-23）。

4．住院患者24h内疼痛程度评估完成率

2022年全国疼痛科癌症疼痛住院患者24h内疼痛程度评估完成率总体为81.86%，较2021年有所升高（76.37%）。其中，二级、三级医院疼痛程度评估完成率分别为83.67%，80.96%。较去年均有所提高，公立和民营医院中，民营医院的评估完成率为57.90%，较去年下降20.47个百分点。西医医院和中医医院分别为82.12%，77.12%，中医医院评估完成率较去年有所下降，下降4.97个百分点（图2-24）。

疼痛科癌症疼痛住院患者8h内疼痛程度评估完成率（%）

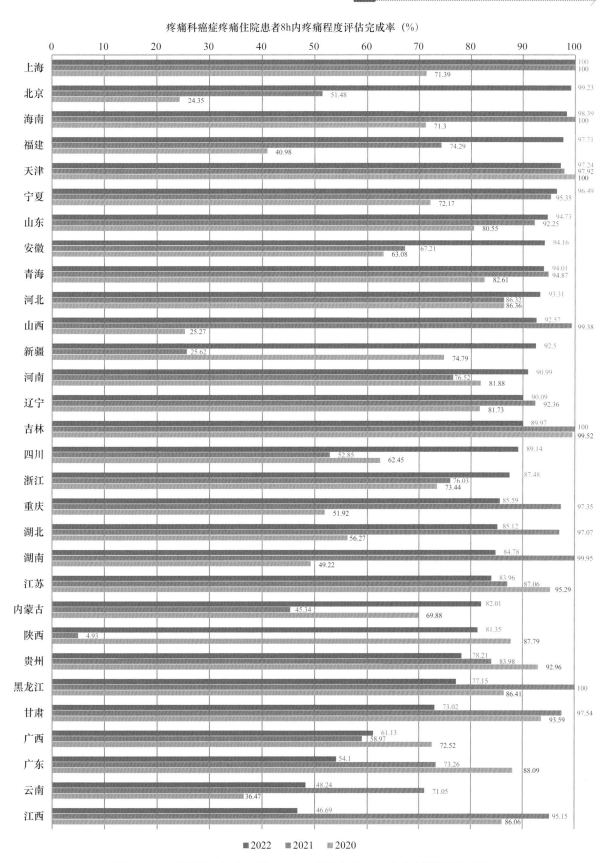

图2-23 全国医疗机构疼痛科癌症疼痛住院患者8h内疼痛全面评估完成率

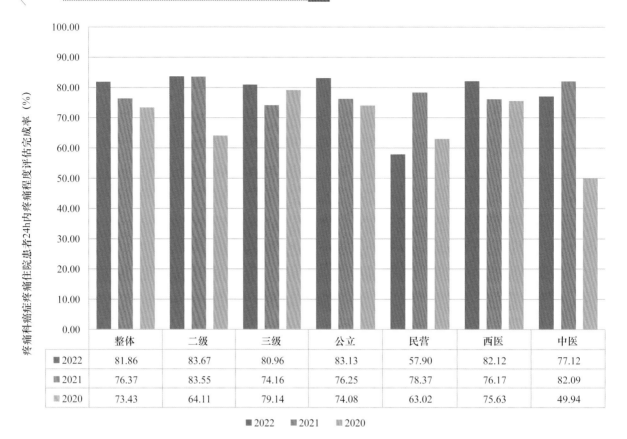

图 2-24　疼痛科癌症疼痛住院患者 24h 内疼痛程度评估完成率（按医院类别）

2022年全国各省市（自治区、直辖市）医疗机构疼痛科癌症疼痛住院患者24h内疼痛程度评估完成率中，仅有上海癌症疼痛住院患者24h内疼痛量化评估完成率达100%，10个省市同比上升，19个省市同比下降，一个省市不变。较2021年上升前3位的省市为宁夏、陕西、新疆，分别上升80.21、77.32、53.77个百分点；较2021年有所下降的省市3位为江西、海南、云南，分别下降53.74、27.42、24.84个百分点（图2-25）。

5. 住院患者24h内癌症疼痛有效治疗率

2022年全国疼痛科癌症疼痛住院患者24h内疼痛有效治疗率总体为62.32%，较2021年略下降（62.85%）。其中，二级、三级医院分别为66.07%，60.48%，二级医院疼痛有效治疗率较去年有所下降，公立和民营医院分别为63.25%，44.62%。公立医院疼痛有效治疗率略下降0.99个百分点。民营医院疼痛有效治疗率升高。西医医院和中医医院疼痛有效治疗率分别为61.97%，68.70%，均较上一年度有所下降，分别下降0.38，8.22个百分点（图2-26）。

2022年全国各省市（自治区、直辖市）医疗机构疼痛科癌症疼痛住院患者24h内疼痛程度评估完成率中，12个省市同比上升，18个省市同比下降，较2021年完成率上升的前3位省市为宁夏、重庆、陕西，分别上升80.21、51.59、45.34个百分点；较2021年完成率有所下降的省市中下降的前3位海南、北京、江西，分别下降62.18、53.69、53.59个百分点。

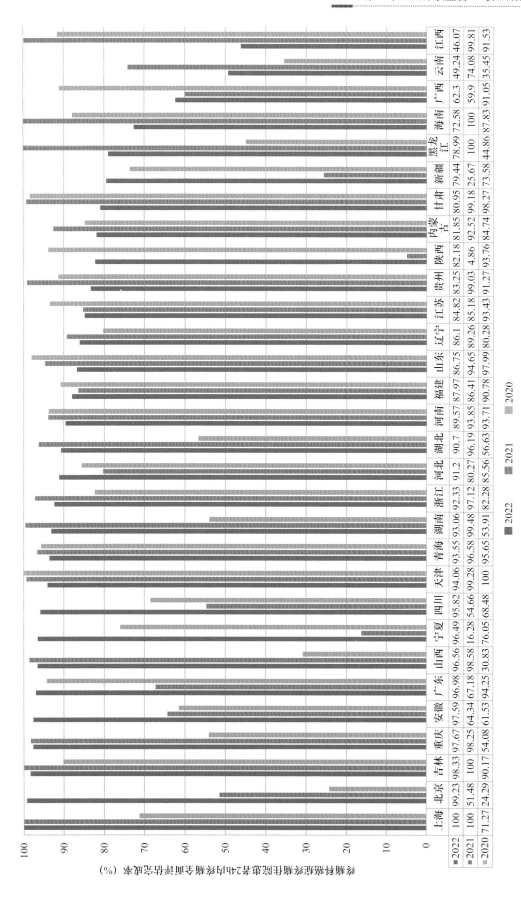

图 2-25 疼痛科癌症疼痛住院患者 24h 内疼痛程度评估完成率（按省区）

	上海	北京	吉林	重庆	安徽	广东	山西	宁夏	四川	天津	青海	湖南	浙江	河北	湖北	河南	福建	山东	辽宁	江苏	贵州	陕西	内蒙古	甘肃	新疆	黑龙江	海南	广西	云南	江西
2022	100	99.23	98.33	97.67	97.59	96.98	96.56	96.49	95.82	94.06	93.55	93.06	92.33	91.2	90.7	89.57	87.97	86.75	86.1	84.82	83.25	82.18	81.85	80.95	79.44	78.99	72.58	62.3	49.24	46.07
2021	100	51.48	100	98.25	64.34	67.18	98.58	16.28	54.66	99.28	96.58	99.48	97.12	80.27	96.19	93.85	86.41	94.65	89.26	85.18	99.03	4.86	92.52	99.18	25.67	100	100	59.9	74.08	99.81
2020	71.27	24.29	90.17	54.08	61.53	94.25	30.83	76.05	68.48	100	95.65	53.91	82.28	85.56	56.63	93.71	90.78	97.99	80.28	93.43	91.27	93.76	84.74	98.27	73.58	44.86	87.83	91.05	35.45	91.53

■ 2022   ■ 2021   ■ 2020

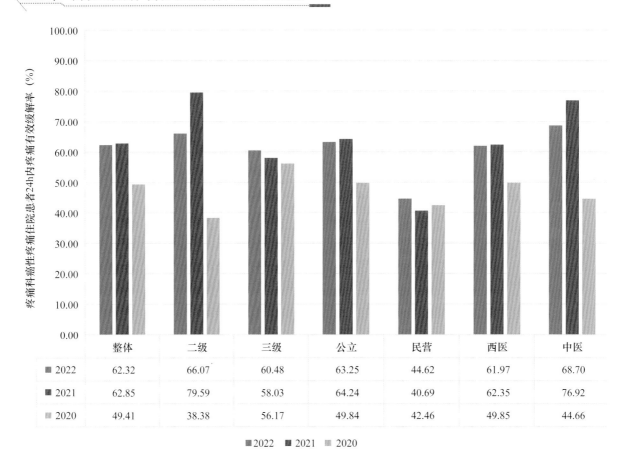

图2-26　疼痛科（按照类别）癌性疼痛住院患者24h内疼痛有效治疗率

6. 住院患者癌症爆发痛治疗后明显缓解率

2022年全国疼痛科癌症疼痛住院患者爆发痛治疗后明显缓解率总体为90.58%。其中，二级、三级医院爆发痛治疗后明显缓解率分别为87.32%、91.83%。公立和民营医院中爆发痛治疗后明显缓解率分别为90.53%、91.76%。西医医院和中医医院爆发痛治疗后明显缓解率分别为90.55%、91.53%（图2-27）。

2022年全国各省市（自治区、直辖市）医疗机构疼痛科癌症疼痛住院患者爆发痛治疗后明显缓解率中，排名前3位省市为宁夏、上海、内蒙古，分别为100.00%、99.23%、99.15%，10个省市治疗后明显缓解率低于均值，其中缓解率的后3位省市为四川、江苏、辽宁，分别为79.6%、75.8%、75.1%（图2-28）。

7. 癌症神经病理性疼痛住院患者治疗后明显缓解率

2022年全国疼痛科住院患者癌症神经病理性疼痛治疗后明显缓解率总体为91.19%。其中，二级、三级医院癌症神经病理性疼痛治疗后明显缓解率分别为89.15%、92.22%。公立和民营医院中癌症神经病理性疼痛治疗后明显缓解率分别为91.21%、90.88%。西医医院和中医医院癌症神经病理性疼痛治疗后明显缓解率分别为91.16%、92.23%。

2022年全国各省市（自治区、直辖市）医疗机构疼痛科住院患者癌症神经病理性疼痛治疗后

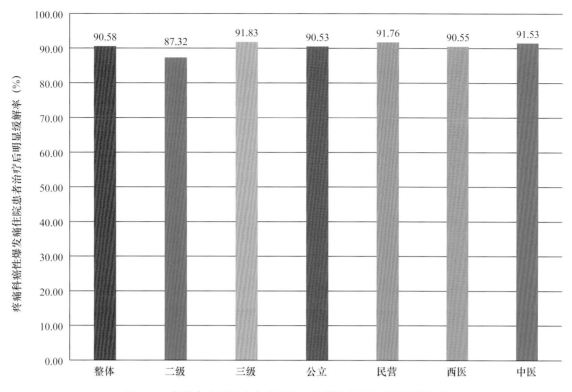

图 2-27 全国疼痛科癌症疼痛住院患者爆发痛治疗后明显缓解率

明显缓解率中，排名前3位省市为宁夏、陕西、山东，分别为100.00%、97.84%、97.53%，13个省市治疗后明显缓解率低于均值，其中缓解率最后3位省市为四川、福建、广东，分别为85.94%、82.54%、81.22%（图2-29）。

8. 重度癌症疼痛患者阿片类药物使用率

2022年全国医疗质量数据抽样调查显示，重度癌症疼痛患者阿片类药物使用率总体为82.27%，较2021年有所降低（85.94%）。其中二级综合医院重度癌症疼痛患者阿片类药物使用率较去年下降0.06个百分点（图2-30）。

2022年全国各省市（自治区、直辖市）医疗机构疼痛科重度癌症疼痛患者阿片类药物使用率中，5个省市同比上升，25个省市同比下降，较2021年阿片类药物使用率上升最多的前3位省市为广东、贵州、四川，分别上升50.93、26.63、23.95个百分点；较2021年完成率有所下降的省市中下降最多的前3位辽宁、湖南、江西，分别下降38.8、35.0、22.0个百分点（图2-31）。

9. 疼痛科难治性癌痛住院患者微创介入手术治疗率

2022年全国疼痛科难治性癌痛住院患者微创介入手术治疗率总体为39.82%，较2021年略上升（35.68%）。其中，二级、三级医院微创介入手术治疗率较去年均有所提高，分别为37.86%、39.71%，公立和民营医院难治性癌痛微创介入手术治疗率较去年均有所提高，分别为38.54%、72.39%，民营医院有大幅度提高。西医医院和中医医院难治性癌痛患者微创介入手术治疗率分别为40.06%、31.67%，均较去年有所提高，分别提高3.76，13.28个百分点（图2-32）。

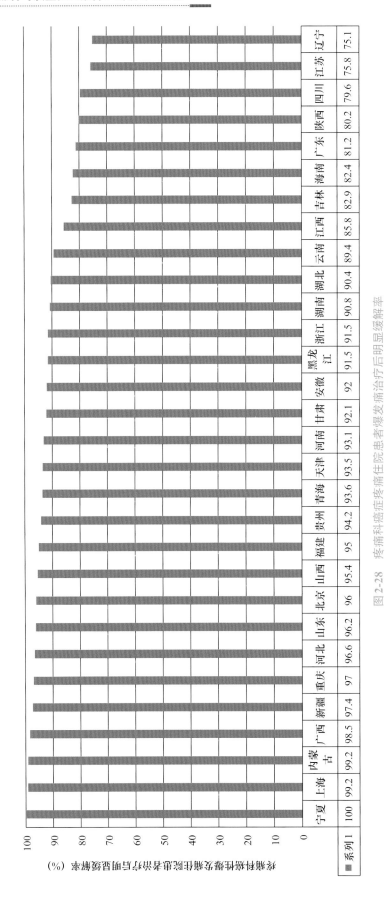

图2-28 疼痛科癌症疼痛住院患者爆发痛治疗后明显缓解率

	宁夏	上海	内蒙古	广西	新疆	重庆	河北	山东	北京	山西	福建	贵州	青海	天津	河南	甘肃	安徽	黑龙江	浙江	湖南	湖北	云南	江西	吉林	海南	广东	陕西	四川	江苏	辽宁
系列1	100	99.2	99.2	98.5	97.4	97	96.6	96.2	96	95.4	95	94.2	93.6	93.5	93.1	92.1	92	91.5	91.5	90.8	90.4	89.4	85.8	82.9	82.4	81.2	80.2	79.6	75.8	75.1

2022疼痛科癌性神经病理性疼痛住院患者治疗后明显缓解率（%）

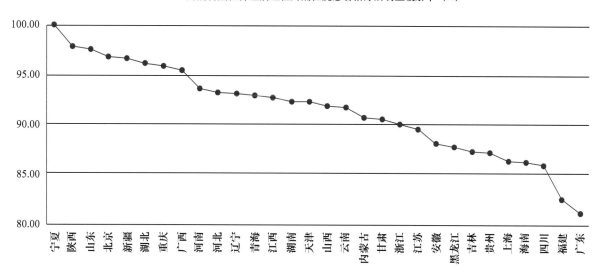

图2-29 2022年全国疼痛科住院患者癌症神经病理性疼痛治疗后明显缓解率

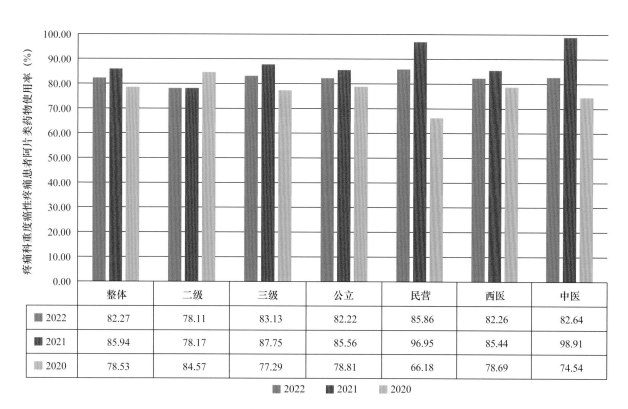

	整体	二级	三级	公立	民营	西医	中医
■ 2022	82.27	78.11	83.13	82.22	85.86	82.26	82.64
■ 2021	85.94	78.17	87.75	85.56	96.95	85.44	98.91
■ 2020	78.53	84.57	77.29	78.81	66.18	78.69	74.54

■ 2022   ■ 2021   ■ 2020

图2-30 各类医院重度癌痛患者阿片类药物使用率

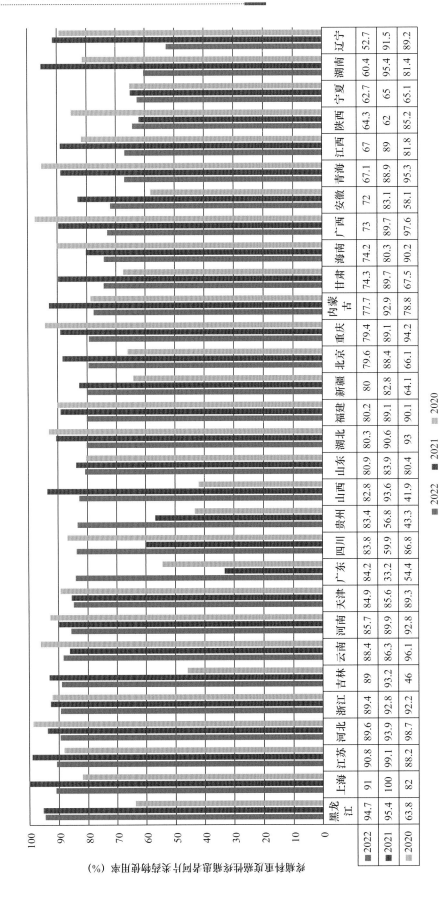

	黑龙江	上海	江苏	河北	浙江	吉林	云南	河南	天津	广东	四川	贵州	山西	山东	湖北	福建	新疆	北京	重庆	内蒙古	甘肃	海南	广西	安徽	青海	江西	陕西	宁夏	湖南	辽宁
■ 2022	94.7	91	90.8	89.6	89.4	89	88.4	85.7	84.9	84.2	83.8	83.4	82.8	80.9	80.3	80.2	80	79.6	79.4	77.7	74.3	74.2	73	72	67.1	67	64.3	62.7	60.4	52.7
■ 2021	95.4	100	99.1	93.9	92.8	93.2	86.3	89.9	85.6	33.2	59.9	56.8	93.6	83.9	90.6	89.1	82.8	88.4	89.1	92.9	89.7	80.3	89.7	83.1	88.9	89	62	65	95.4	91.5
■ 2020	63.8	82	88.2	98.7	92.2	46	96.1	92.8	89.3	54.4	86.8	43.3	41.9	80.4	93	90.1	64.1	66.1	94.2	78.8	67.5	90.2	97.6	58.1	95.3	81.8	85.2	65.1	81.4	89.2

图2-31 全国医疗机构疼痛科重度癌痛患者阿片类药物使用率

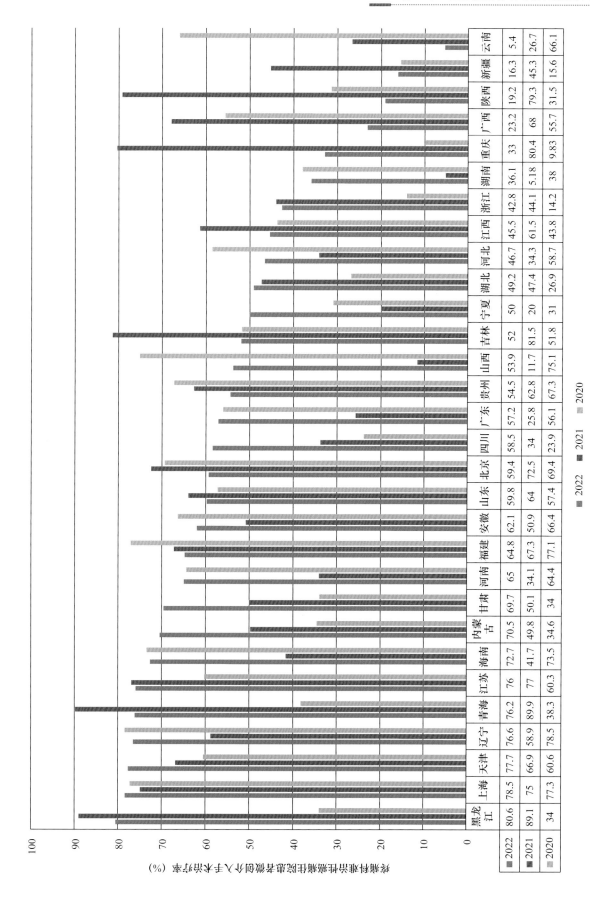

图 2-32　全国医疗机构疼痛科难治性癌痛住院患者微创介入手术治疗率

	2022	2021	2020
黑龙江	80.6	89.1	34
上海	78.5	75	77.3
天津	77.7	66.9	60.6
辽宁	76.6	58.9	78.5
青海	76.2	89.9	38.3
江苏	76	77	60.3
海南	72.7	41.7	73.5
内蒙古	70.5	49.8	34.6
甘肃	69.7	50.1	34
河南	65	34.1	64.4
福建	64.8	67.3	77.1
安徽	62.1	50.9	66.4
山东	59.8	64	57.4
北京	59.4	72.5	69.4
四川	58.5	34	23.9
广东	57.2	25.8	56.1
贵州	54.5	62.8	67.3
山西	53.9	11.7	75.1
吉林	52	81.5	51.8
宁夏	50	20	31
湖北	49.2	47.4	26.9
河北	46.7	34.3	58.7
江西	45.5	61.5	43.8
浙江	42.8	44.1	14.2
湖南	36.1	5.18	38
重庆	33	80.4	9.83
广西	23.2	68	55.7
陕西	19.2	79.3	31.5
新疆	16.3	45.3	15.6
云南	5.4	26.7	66.1

■ 2022　■ 2021　■ 2020

2022年全国各省市（自治区、直辖市）医疗机构疼痛科难治性癌痛住院患者微创介入手术治疗率中，15个省市同比上升，5个省市同比下降，较2021年难治性癌痛住院患者微创介入手术治疗率上升最多的前3位省市为山西、广东、海南，分别上升42.18、31.42、31.06个百分点；较2021手术治疗率有所下降的省市中下降最多的前3位陕西、重庆、广西，分别下降60.06、47.41、44.78个百分点。

10. 疼痛科癌症疼痛住院患者主要手术类型编码及数量

依照国家临床3.0版手术操作编码（ICD-9-CM-3）进行统计，2022年全国疼痛科癌症疼痛住院患者主要手术操作编码排名前5位的分别为脊髓神经根射频消融术、关节治疗性物质注射、周围神经破坏术、输注泵置入术、椎管内止痛剂注入术（表2-3）。

表2-3 疼痛科癌症疼痛住院患者主要手术类型编码及数量

序号	手术类型	国家临床3.0版手术操作编码（ICD-9-CM-3）	例数
1	脊髓神经根射频消融术	04.2x05	449
2	关节治疗性物质注射	81.9201	171
3	周围神经破坏术	04.2x02	153
4	输注泵置入术	86.0601	152
5	椎管内止痛剂注入术	03.9100x004	115
6	脊髓神经刺激器导线置入或置换	3.93	85
7	药物治疗泵置入	86.0600x004	66
8	周围神经烧灼术	04.2x03	49
9	连续硬膜外阻滞术	03.9000x001	40
10	脊髓神经刺激器置入术	86.9600x003	38
11	经皮三叉神经半月节球囊压迫术	04.4100x004	31
12	经皮穿刺腹腔神经丛毁损术	04.2x00x020	27
13	椎间盘射频消融术	80.5900x001	27
14	三叉神经射频消融术	04.2x07	14
15	为镇痛的椎管麻醉药注射	3.91	13
16	经皮腹腔神经丛射频消融术	04.2x00x010	12
17	交感神经注射破坏剂	05.3200x001	9
18	经皮穿刺脊柱后凸成形术	81.6600x001	2
19	周围神经刺器置入术	86.9600x006	2
合计			1455

（三）重点病种收治情况与重点手术/操作开展情况

基于病案首页数据和统计年鉴数据，计算出各省（自治区、直辖市）收治重点病种患者人数与该省（自治区、直辖市）全部出院患者人数之比及各省（自治区、直辖市）开展重点手术/操作人次与该省（自治区、直辖市）全部手术/操作人次之比。以上指标在一定程度上反映了该省（自治区、直辖市）收治疾病或开展手术/操作的服务供给能力（表2-4）。

表 2-4　主要手术类型编码及数量

序号	手术操作编码（ICD-9-CM-3）	手术类型	数量
1	04.2x05	脊髓神经根射频消融术	449
2	81.9201	关节治疗性物质注射	171
3	04.2x02	周围神经破坏术	153
4	86.0601	输注泵置入术	152
5	03.9100x004	椎管内止痛剂注入术	115
6	03.9300	脊髓神经刺激器导线置入或置换	85
7	86.0600x004	药物治疗泵置入	66
8	04.2x03	周围神经烧灼术	49
9	03.9000x001	连续硬膜外阻滞术	40
10	86.9600x003	脊髓神经刺激器置入术	38
11	04.4100x004	经皮三叉神经半月节球囊压迫术	31
12	04.2x00x020	经皮穿刺腹腔神经丛毁损术	27
13	80.5900x001	椎间盘射频消融术	27
14	04.2x07	三叉神经射频消融术	14
15	03.9100	为镇痛的椎管麻醉药注射	13
16	04.2x00x010	经皮腹腔神经丛射频消融术	12
17	05.3200x001	交感神经注射破坏剂	9
18	81.6600x001	经皮穿刺脊柱后凸成形术	2
19	86.9600x006	周围神经刺器置入术	2
合计			1455

1. 全国各省（自治区、直辖市）疼痛科收治重点病种（前10位诊断编码）患者人数/全部出院患者人数比

2022年全国各省（自治区、直辖市）疼痛科收治重点病种患者人数/全部出院患者人数比例（以下简称为比例）的资料数据纳入各省（自治区、直辖市）疼痛科前10位诊断编码疾病进行统计分析。32个省、自治区、直辖市（兵团为新疆兵团）平均比例为66.46%，其中15个省市高于均值，17个省市低于均值。比例高的前3位为西藏、海南、北京，分别为96.46%，78.11%，76.16%；比例最低的3位为湖北、福建、江苏，分别位56.09%，55.54%，54.70%。

各地区前10位诊断编码与比例（表2-5～表2-9）。

表 2-5　东北地区主要手术类型编码及数量（黑龙江、吉林、辽宁）

省份	手术操作编码（ICD-9-CM-3）	手术类型	数量
黑龙江	04.2x02	周围神经破坏术	19
黑龙江	86.0601	输注泵置入术	12
黑龙江	04.2x05	脊髓神经根射频消融术	1
黑龙江	05.3200x001	交感神经注射破坏剂	1
黑龙江	81.9201	关节治疗性物质注射	1
吉林	05.3200x001	交感神经注射破坏剂	1
吉林	81.6600x001	经皮穿刺脊柱后凸成形术	1

省份	手术操作编码（ICD-9-CM-3）	手术类型	数量
辽宁	04.2x02	周围神经破坏术	2
辽宁	03.9100x004	椎管内止痛剂注入术	1
辽宁	04.2x00x020	经皮穿刺腹腔神经丛毁损术	1
辽宁	04.2x05	脊髓神经根射频消融术	1
辽宁	86.0600x004	药物治疗泵置入	1
辽宁	86.0601	输注泵置入术	1
合计			43

表2-6　华北地区主要手术类型编码及数量（北京、天津、山西、河北）

省份	手术操作编码（ICD-9-CM-3）	手术类型	数量
北京市	04.2x05	脊髓神经根射频消融术	131
北京市	86.0600x004	药物治疗泵置入	13
北京市	04.2x03	周围神经烧灼术	8
北京市	04.2x02	周围神经破坏术	6
北京市	80.5900x001	椎间盘射频消融术	5
北京市	03.9100x004	椎管内止痛剂注入术	4
北京市	81.9201	关节治疗性物质注射	4
北京市	04.2x00x020	经皮穿刺腹腔神经丛毁损术	3
北京市	04.2x00x010	经皮腹腔神经丛射频消融术	1
北京市	04.2x07	三叉神经射频消融术	1
北京市	86.9600x003	脊髓神经刺激器置入术	1
河北	86.0601	输注泵置入术	18
河北	03.9000x001	连续硬膜外阻滞术	8
河北	03.9100x004	椎管内止痛剂注入术	5
河北	03.9100	为镇痛的椎管麻醉药注射	2
河北	04.2x00x020	经皮穿刺腹腔神经丛毁损术	2
河北	04.2x02	周围神经破坏术	1
河北	04.2x05	脊髓神经根射频消融术	1
山西	86.0601	输注泵置入术	10
山西	81.9201	关节治疗性物质注射	8
山西	86.9600x003	脊髓神经刺激器置入术	7
山西	04.2x07	三叉神经射频消融术	5
山西	03.9100	为镇痛的椎管麻醉药注射	4
山西	03.9000x001	连续硬膜外阻滞术	3
山西	04.2x03	周围神经烧灼术	3
山西	03.9100x004	椎管内止痛剂注入术	2
山西	04.2x00x020	经皮穿刺腹腔神经丛毁损术	2
山西	05.3200x001	交感神经注射破坏剂	1

省份	手术操作编码（ICD-9-CM-3）	手术类型	数量
山西	86.0600x004	药物治疗泵置入	1
天津市	04.2x05	脊髓神经根射频消融术	11
天津市	04.2x00x020	经皮穿刺腹腔神经丛毁损术	1
天津市	04.2x03	周围神经烧灼术	1
合计			273

表2-7　华东地区主要手术类型编码及数量（江苏、浙江、福建、江西、山东）

省份	手术操作编码（ICD-9-CM-3）	手术类型	数量
福建	81.9201	关节治疗性物质注射	35
福建	04.2x05	脊髓神经根射频消融术	10
福建	03.9300	脊髓神经刺激器导线置入或置换	3
福建	04.2x02	周围神经破坏术	2
福建	03.9000x001	连续硬膜外阻滞术	1
福建	04.2x03	周围神经烧灼术	1
福建	86.0601	输注泵置入术	1
福建	86.9600x003	脊髓神经刺激器置入术	1
江苏	86.0601	输注泵置入术	16
江苏	04.2x00x020	经皮穿刺腹腔神经丛毁损术	5
江苏	04.2x02	周围神经破坏术	5
江苏	04.2x05	脊髓神经根射频消融术	5
江苏	81.9201	关节治疗性物质注射	3
江苏	03.9100x004	椎管内止痛剂注入术	2
江苏	86.0600x004	药物治疗泵置入	2
江苏	04.2x00x010	经皮腹腔神经丛射频消融术	1
江苏	05.3200x001	交感神经注射破坏剂	1
江苏	80.5900x001	椎间盘射频消融术	1
江西	03.9300	脊髓神经刺激器导线置入或置换	69
江西	86.9600x003	脊髓神经刺激器置入术	7
江西	04.2x02	周围神经破坏术	4
江西	04.2x03	周围神经烧灼术	4
江西	04.2x05	脊髓神经根射频消融术	3
江西	86.0601	输注泵置入术	3
江西	04.2x07	三叉神经射频消融术	2
江西	03.9000x001	连续硬膜外阻滞术	1
江西	03.9100	为镇痛的椎管麻醉药注射	1
江西	81.9201	关节治疗性物质注射	1
江西	86.9600x006	周围神经刺器置入术	1
山东	04.2x05	脊髓神经根射频消融术	55

省份	手术操作编码（ICD-9-CM-3）	手术类型	数量
山东	86.0601	输注泵置入术	40
山东	04.2x02	周围神经破坏术	32
山东	03.9100x004	椎管内止痛剂注入术	16
山东	03.9000x001	连续硬膜外阻滞术	11
山东	03.9300	脊髓神经刺激器导线置入或置换	11
山东	04.2x03	周围神经烧灼术	11
山东	86.0600x004	药物治疗泵置入	10
山东	86.9600x003	脊髓神经刺激器置入术	9
山东	04.2x00x010	经皮腹腔神经丛射频消融术	4
山东	81.9201	关节治疗性物质注射	4
山东	80.5900x001	椎间盘射频消融术	3
山东	03.9100	为镇痛的椎管麻醉药注射	2
山东	04.2x00x020	经皮穿刺腹腔神经丛毁损术	1
山东	05.3200x001	交感神经注射破坏剂	1
山东	81.6600x001	经皮穿刺脊柱后凸成形术	1
山东	86.9600x006	周围神经刺器置入术	1
浙江	04.2x05	脊髓神经根射频消融术	28
浙江	04.2x03	周围神经烧灼术	18
浙江	86.0601	输注泵置入术	12
浙江	04.2x02	周围神经破坏术	10
浙江	03.9100x004	椎管内止痛剂注入术	4
浙江	04.2x00x020	经皮穿刺腹腔神经丛毁损术	4
浙江	86.0600x004	药物治疗泵置入	4
浙江	04.2x00x010	经皮腹腔神经丛射频消融术	2
浙江	81.9201	关节治疗性物质注射	2
合计			487

表2-8　华南地区主要手术类型编码及数量（广东、海南）；华中（河南、湖北、湖南）

省份	手术操作编码（ICD-9-CM-3）	手术类型	数量
广东	86.9600x003	脊髓神经刺激器置入术	7
海南	04.2x05	脊髓神经根射频消融术	1
广东	04.2x05	脊髓神经根射频消融术	3
广东	86.0600x004	药物治疗泵置入	2
广东	03.9000x001	连续硬膜外阻滞术	1
广东	86.0601	输注泵置入术	1
河南	04.2x05	脊髓神经根射频消融术	25
河南	86.0601	输注泵置入术	25
河南	80.5900x001	椎间盘射频消融术	13

省份	手术操作编码（ICD-9-CM-3）	手术类型	数量
河南	03.9100x004	椎管内止痛剂注入术	11
河南	04.2x02	周围神经破坏术	11
河南	04.2x00x020	经皮穿刺腹腔神经丛毁损术	5
河南	81.9201	关节治疗性物质注射	3
河南	86.9600x003	脊髓神经刺激器置入术	3
河南	04.4100x004	经皮三叉神经半月节球囊压迫术	2
湖北	03.9100x004	椎管内止痛剂注入术	7
湖北	04.2x05	脊髓神经根射频消融术	4
湖北	86.0600x004	药物治疗泵置入	3
湖北	86.0601	输注泵置入术	3
湖北	03.9100	为镇痛的椎管麻醉药注射	2
湖北	04.2x03	周围神经烧灼术	1
湖北	86.9600x003	脊髓神经刺激器置入术	1
湖南	04.2x05	脊髓神经根射频消融术	64
湖南	04.4100x004	经皮三叉神经半月节球囊压迫术	29
湖南	03.9100x004	椎管内止痛剂注入术	9
湖南	04.2x07	三叉神经射频消融术	5
湖南	86.0601	输注泵置入术	5
湖南	03.9000x001	连续硬膜外阻滞术	4
湖南	81.9201	关节治疗性物质注射	4
湖南	04.2x02	周围神经破坏术	3
湖南	03.9100	为镇痛的椎管麻醉药注射	1
湖南	05.3200x001	交感神经注射破坏剂	1
合计			259

表2-9　西北地区主要手术类型编码及数量（甘肃、青海）；西南（四川、贵州、云南、重庆）

省份	手术操作编码（ICD-9-CM-3）	手术类型	数量
贵州	04.2x05	脊髓神经根射频消融术	63
贵州	86.0601	输注泵置入术	5
贵州	04.2x00x010	经皮腹腔神经丛射频消融术	3
贵州	04.2x02	周围神经破坏术	3
贵州	04.2x00x020	经皮穿刺腹腔神经丛毁损术	2
贵州	80.5900x001	椎间盘射频消融术	2
贵州	81.9201	关节治疗性物质注射	1
青海	04.2x05	脊髓神经根射频消融术	1
四川	04.2x02	周围神经破坏术	9
四川	03.9100x004	椎管内止痛剂注入术	7
四川	03.9000x001	连续硬膜外阻滞术	6

续表

省份	手术操作编码（ICD-9-CM-3）	手术类型	数量
四川	05.3200x001	交感神经注射破坏剂	3
四川	04.2x05	脊髓神经根射频消融术	2
四川	86.0600x004	药物治疗泵置入	2
四川	03.9100	为镇痛的椎管麻醉药注射	1
四川	04.2x00x020	经皮穿刺腹腔神经丛毁损术	1
云南	81.9201	关节治疗性物质注射	105
云南	03.9100x004	椎管内止痛剂注入术	47
云南	04.2x02	周围神经破坏术	33
云南	04.2x05	脊髓神经根射频消融术	10
云南	03.9000x001	连续硬膜外阻滞术	5
云南	80.5900x001	椎间盘射频消融术	3
云南	03.9300	脊髓神经刺激器导线置入或置换	1
云南	04.2x03	周围神经烧灼术	1
云南	86.0600x004	药物治疗泵置入	1
云南	86.9600x003	脊髓神经刺激器置入术	1
重庆市	03.9300	脊髓神经刺激器导线置入或置换	1
重庆市	86.9600x003	脊髓神经刺激器置入术	1
合计			320

2. 全国各省（自治区、直辖市）疼痛科开展重点手术/操作（前10位手术编码）人次/全部手术占比

2022年全国各省（自治区、直辖市）疼痛科开展重点手术/操作人次/全部手术人次比例（以下简称为比例）的资料数据纳入各省、自治区、直辖市疼痛科前10位手术/操作编码进行统计分析。32个省、自治区、直辖市（兵团为新疆兵团）平均比例为67.35%，其中11个省市高于均值，19个省市低于均值。比例最高的前3位为西藏、青海、北京，分别为100.00%、85.23%、82.20%；比例最低的3位为福建、山东、江苏，分别为54.09%、53.87%、53.10%。

　　癌症疼痛多学科合作治疗（Multidisciplinary Team，MDT）是一种针对癌症疼痛患者的综合治疗方法，由多学科专家共同讨论并制订个性化诊疗方案。MDT模式的核心思想是以患者为中心，整合内外科、影像科、病理科等多个学科的优势，为患者提供全方位、个体化的治疗和支持。

　　静脉血栓栓塞症（venous thrombosis embolism，VTE）是一种常见病，指血液在静脉内不正常地凝结，使血管完全或不完全阻塞，属静脉回流障碍性疾病，包括肺血栓栓塞（pulmomnary thronthisembolism，PTE）和深静脉血栓形成（deep venous thrombosis，DVT），两者是同一疾病在不同发病阶段和不同组织器官的表现形式。因其发病隐匿且症状无特异性，具有高发病率、高病死率、高漏诊率、高误诊率的特点，是住院患者非预期死亡和围手术期死亡的重要原因。VTE的提前预防、及时治疗是降低VTE发病率及病死率的重要途径。

一、疼痛科设置癌症疼痛多学科合作治疗（MDT）团队比例

　　2022年全国疼痛科设置癌症疼痛多学科合作治疗（MDT）团队比例总体为37.81%，与2021年基本持平（37.35%）。其中，二级、三级医院设置MDT团队比例分别为24.94%、49.97%，与2021年基本持平。公立和民营医院设置MDT团队比例分别为39.88%、23.97%，西医医院和中医医院设置MDT团队比例分别为39.20%，22.78%（图3-1）。

　　2022年全国各省、自治区、直辖市医疗机构疼痛科设置癌症疼痛多学科合作治疗（MDT）团队比例中，排名前3位省市为浙江、湖北、上海，分别为60.6%、56.5%、55.6%排名后3位为山西、黑龙江、吉林，分别为22.0%、20.0%、18.6%（图3-2）。

二、疼痛科癌症疼痛住院患者进行静脉血栓栓塞症（VTE）规范预防的比例

　　2022年全国疼痛科癌症疼痛住院患者进行静脉血栓栓塞症（VTE）规范预防的比例总体为47.04%，较2021年大幅下降（88.92%）。其中，二级、三级医院VTE规范预防的比例分别为42.48%、48.64%。公立医院和民营医院VTE规范预防的比例分别为47.17%、44.67%。西医医院和中医医院VTE规范预防的比例比例分别为47.2%、44.1%。

　　2022年全国各省、自治区、直辖市医疗机构疼痛科癌症疼痛住院患者进行静脉血栓栓塞症（VTE）规范预防的比例中，排名前3位省市为宁夏、广西、青海，分别为87.7%、83.2%、83%，最后的3位为上海、吉林、云南，分别为12.6%、12%、5.5%（图3-3）。

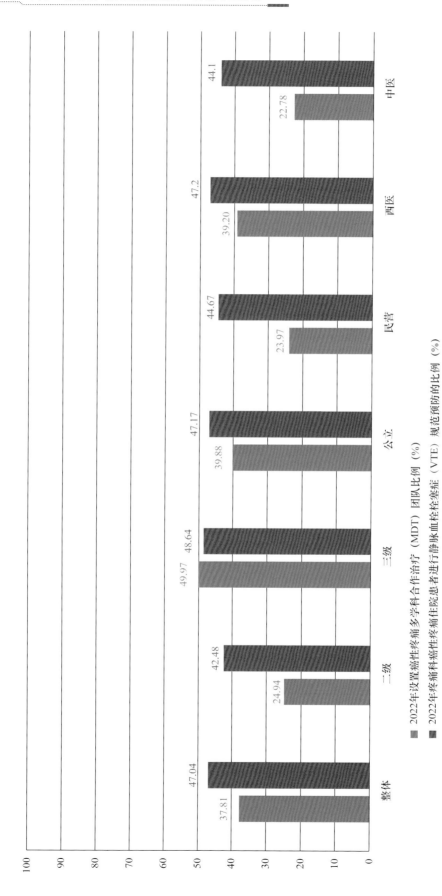

图 3-1 全国疼痛科设置癌症疼痛多学科合作治疗（MDT）团队比例

■ 2022年设置癌性疼痛多学科合作治疗（MDT）团队比例（%）

■ 2022年疼痛科癌性疼痛住院患者进行静脉血栓栓塞症（VTE）规范预防的比例（%）

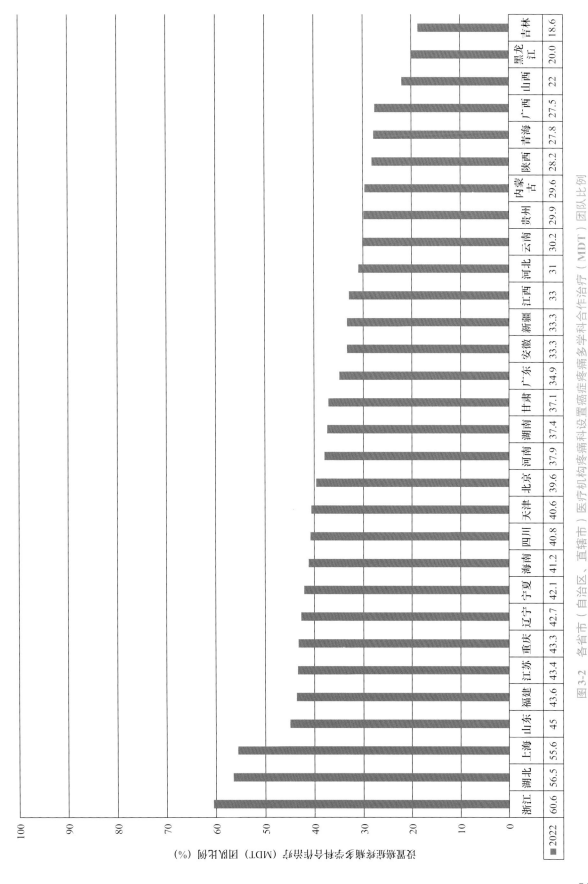

图3-2 各省市（自治区、直辖市）医疗机构疼痛科设置癌症疼痛多学科合作治疗（MDT）团队比例

	浙江	湖北	上海	山东	福建	江苏	重庆	辽宁	宁夏	海南	四川	天津	北京	河南	湖南	甘肃	广东	安徽	新疆	江西	河北	云南	贵州	内蒙古	陕西	青海	广西	山西	黑龙江	吉林
2022	60.6	56.5	55.6	45	43.6	43.4	43.3	42.7	42.1	41.2	40.8	40.6	39.6	37.9	37.4	37.1	34.9	33.3	33.3	33	31	30.2	29.9	29.6	28.2	27.8	27.5	22	20.0	18.6

设置癌症疼痛多学科合作治疗（MDT）团队比例（%）

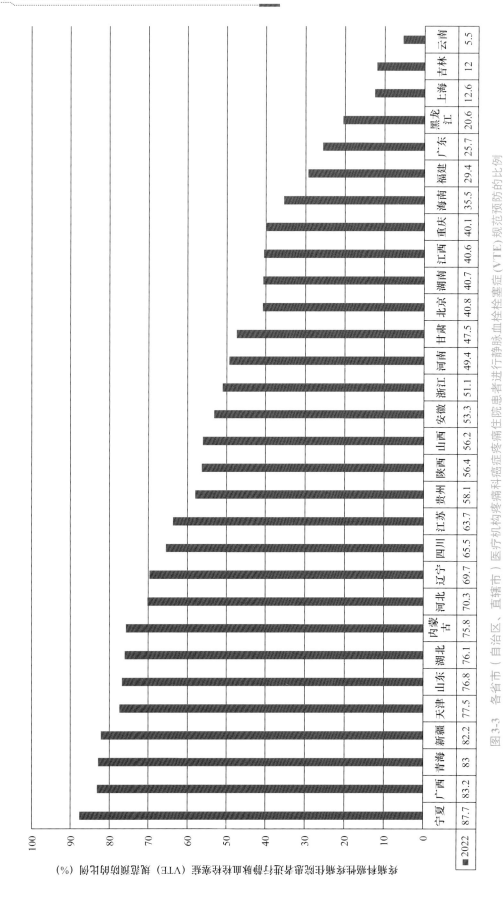

图3-3 各省市（自治区、直辖市）医疗机构疼痛科癌症疼痛住院患者进行静脉血栓栓塞症（VTE）规范预防的比例

	宁夏	广西	青海	新疆	天津	山东	湖北	内蒙古	河北	辽宁	四川	江苏	贵州	陕西	山西	安徽	浙江	河南	甘肃	北京	湖南	江西	重庆	海南	福建	广东	黑龙江	上海	吉林	云南
2022	87.7	83.2	83	82.2	77.5	76.8	76.1	75.8	70.3	69.7	65.5	63.7	58.1	56.4	56.2	53.3	51.1	49.4	47.5	40.8	40.7	40.6	40.1	35.5	29.4	25.7	20.6	12.6	12	5.5

癌症疼痛住院患者进行静脉血栓栓塞症（VTE）规范预防的比例（%）